「あの」インプラントの疑問に 論文 と 経験 で答える

臨床家が知りたい

インプラントロジスト248名
のアンケート調査結果から見えるもの

the Clinical Question

ザ・クリニカルクエスチョン

監著 田中譲治／岩野義弘
著者 芦澤　仁／熱田　亙／井汲憲治／佐藤博俊／塩田　真／武田朋子／水口稔之／若井広明

クインテッセンス出版株式会社　2018

QUINTESSENCE PUBLISHING

Berlin, Barcelona, Chicago, Istanbul, London, Milan, Moscow, New Delhi, Paris, Prague, São Paulo, Seoul, Singapore, Tokyo, Warsaw

序文

　インプラント治療が広く普及し、安心・安全が叫ばれる中、診療ガイドラインの策定が望まれております。しかし、インプラント治療は多岐にわたり、しかも口腔の状態だけでなく、患者の希望や期待、生活環境、術者の技量など複雑にからみあって一貫したガイドライン策定を遅らせていると考えられます。

　このような背景の中、一社）日本インプラント臨床研究会（以下CISJ）では、インプラント治療を通して国民の口腔の健康ひいては健康長寿に寄与できるように、インプラント治療をエビデンスをもとに追求した書籍「インプラントのための重要12キーワードベスト240論文　世界のインパクトファクターを決めるトムソン・ロイター社が選出」を数年前に発刊しました。講演でよく引用される分類なども掲載されており、インプラント書籍のベストセラーとなり、それを元にしたシリーズ本も多数発刊されるなど好評を得ております。

　エビデンスをもとに追求した書籍が浸透していく中、「では、具体的に臨床の中でどう生かしてよいか」という声が高まり、この度本書籍「ザ・クリニカルクエスチョン　臨床家が知りたい「あの」インプラントの疑問に論文と経験で答える　インプラントロジスト248名のアンケート調査結果から見えるもの」の発刊の運びとなりました。まさに診療ガイドラインを策定するにあたっての幹となるところを追求いたしました。まずは400名以上のインプラントロジストにインプラント臨床での疑問や困ったことなどのClinical Question（以下CQ）を募りました。収集した50題以上のCQより、熟考して20題を選定しました。そして、CISJサイエンス委員会メンバーが、それらのCQ一つ一つに対して広く論文検索を行い回答するという膨大な作業を行いました。

　誌面構成としては各CQテーマの概論も入れたうえで、論文検索をもとに回答するとともに代表的論文を4つ選び、その論文の内容を端的に把握しやすいように構造化抄録として掲載しました。4つの論文選定にあたっては原則として引用が多くかつエビデンスレベルが高い論文とし、またポジティブな論文だけでなく、あえてネガティブな論文も1編は選ぶように吟味しました。インプラント臨床の指針に大いに役立つ内容と自負しております。

　さらに、臨床家にとってはどうしても自身の臨床スタイルの枠にはまってしまいがちであるが、その理由として他の先生方の具体的臨床スタイルを知る機会があまりないということがあげられます。そこで、本書籍のもうひとつの見どころとしてインプラントロジスト248名のアンケート調査結果を載せております。アンケートは匿名のうえ、二重封筒で行っており、248名の内訳としては9割が学会認定講習会（旧通称100時間コース）を受講した先生で、さらに専門医103名が含まれております（専門医に絞った統計も掲載）。インプラントに真摯に取り組んでいる先生方のストレートな回答です。このようなアンケート調査は過去にはなく、とても貴重なデータといえるでしょう。インプラント診療のみならず、講演や発表にもお使いになっていただきインプラント治療の向上にお役立てくだされば幸いです。

　是非とも多くの先生方に見ていただき日本のインプラント治療の正しい普及とさらなる発展に寄与できれば幸いです。末筆となりましたが、本書の出版にあたり多大な協力をいただきました東京医科歯科大学塩田　真准教授、そしてクインテッセンス出版の山形篤史氏、田島佑介氏に深く感謝いたします。

2018年4月吉日

一般社団法人日本インプラント臨床研究会
施設長　田中譲治

Preface

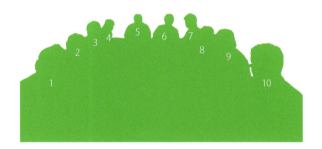

1 Dr. Tanaka   2 Dr. Shiota   3 Dr. Ashizawa   4 Dr. Takeda
5 Dr. Atsuta   6 Dr. Ikumi
7 Dr. Wakai   8 Dr. Mizuguchi 9 Dr. Sato   10 Dr. Iwano

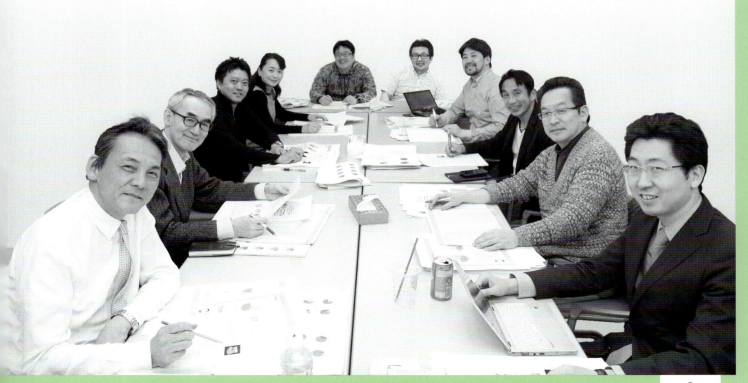

もくじ

Section 1
臨床家が知りたいインプラントの疑問に最新論文で答える

1. Bio-Oss® は安全な骨補填材料か？ 7
2. CTでのコンピュータ解析は正確なのか？ 13
3. 骨造成と同時のインプラント埋入より、骨造成後の
   インプラント埋入のほうが有利なのか？ 19
4. GBRした骨は何%残るものなのか？ 25
5. 即時荷重は本当に有効なのか？ 31
6. 即時埋入に予知性はあるのか？ 37
7. インプラントオーバーデンチャーのアタッチメントはどれがよいのか？ 43
8. 歯肉の厚さと形態でインプラント治療の審美的結果は変わるのか？ 49
9. インプラント周囲にプロービングをしても良いのか？ 55
10. リッジプリザベーションをやる意味はあるのか？ 61
11. クレスタルアプローチはラテラルアプローチより臨床成績が劣るのか？ 67
12. 糖尿病はインプラントの治療結果に影響するのか？ 73
13. インプラントの咬合は特別か？ 79
14. ビスフォスフォネート製剤服用中の患者に
    インプラント治療はできるのか？ 85
15. アバットメントの着脱で軟組織の退縮、硬組織の吸収は起こるのか？ 91
16. インプラント／アバットメントジャンクション
    様式の違いで感染リスクは変わるのか？ 97
17. ティッシュレベルインプラントとボーンレベルインプラントは
    どちらが優れているのか？ 103
18. スクリュー固定とセメント固定どちらの成績が良いのか？ 109
19. プラットフォームスイッチングは有効か？ 115
20. ジルコニアインプラントはチタンインプラントと同様にもつのか？ 121

もくじ

Section 2
臨床家が知りたいインプラントの疑問に
インプラントロジスト248名のアンケート調査結果で答える

インプラントロジスト248名に訊きました
このケースではどのような方法を用いますか？・・・・・・・・・・・・・・・・128

アンケート1. Bio-Oss® について ・・・・・・・・・・・・・・・・・・・・・・・・・・130
アンケート2. コーンビームCT（CBCT）について ・・・・・・・・・・・・・・・・132
アンケート3. 骨造成について ・・・・・・・・・・・・・・・・・・・・・・・・・・・・・134
アンケート4. GBRについて ・・・・・・・・・・・・・・・・・・・・・・・・・・・・・・136
アンケート5. 即時荷重について ・・・・・・・・・・・・・・・・・・・・・・・・・・・138
アンケート6. 即時埋入について ・・・・・・・・・・・・・・・・・・・・・・・・・・・140
アンケート7. インプラントオーバーデンチャー（IOD）について ・・・・・・142
アンケート8. 軟組織について ・・・・・・・・・・・・・・・・・・・・・・・・・・・・・144
アンケート9. プロービングについて ・・・・・・・・・・・・・・・・・・・・・・・・・146
アンケート10. リッジプリザベーションについて ・・・・・・・・・・・・・・・・・148
アンケート11. サイナスフロアエレベーションについて ・・・・・・・・・・・・150
アンケート12. 糖尿病について ・・・・・・・・・・・・・・・・・・・・・・・・・・・・152
アンケート13. 咬合について ・・・・・・・・・・・・・・・・・・・・・・・・・・・・・・154
アンケート14. 骨粗鬆症について ・・・・・・・・・・・・・・・・・・・・・・・・・・・156
アンケート15. スクリュー着脱について ・・・・・・・・・・・・・・・・・・・・・・・158
アンケート16. インプラント／アバットメントジョイントについて ・・・160
アンケート17. ティッシュレベルインプラントについて ・・・・・・・・・・・・162
アンケート18. 固定様式について ・・・・・・・・・・・・・・・・・・・・・・・・・・・164
アンケート19. プラットフォームスイッチングについて ・・・・・・・・・・・・166
アンケート20. ジルコニアインプラントについて ・・・・・・・・・・・・・・・・・168

Section 1
臨床家が知りたい インプラントの疑問に 最新論文で答える

本章の読み方

本章では1つのクリニカルクエスチョンに対して4つの論文を用いて回答している。

各論文をクリニカルクエスチョンに対し、肯定的なもの(Positive)、否定的なもの(Negative)、肯定的・否定的どちらともいえないもの(No Answer)のいずれかに分類し、構造化抄録の形式にて掲載した。

また、論文掲載前にはクリニカルクエスチョンとなっている項目についての概説を行い、論文掲載後には4つの論文を踏まえたうえでの解説を掲載している。

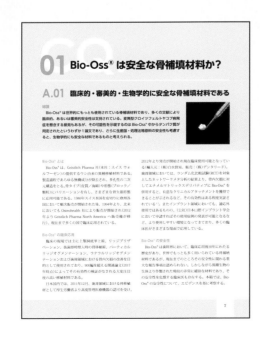

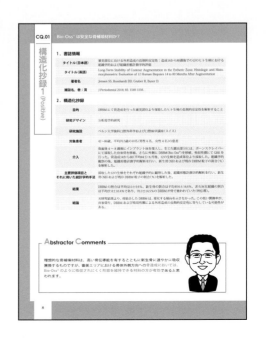

01 Bio-Oss® は安全な骨補填材料か？

A.01 臨床的・審美的・生物学的に安全な骨補填材料である

結論

Bio-Oss® は世界的にもっとも使用されている骨補填材料であり、多くの文献により臨床的、あるいは審美的安全性は支持されている。変異型クロイツフェルトヤコブ病発症を懸念する意見もあるが、その可能性を示唆するのは Bio-Oss® 中からタンパク質が同定されたというわずか1論文であり、さらに生産国・処理法等原料の安全性も考慮すると、生物学的にも安全な材料であるものと考えられる。

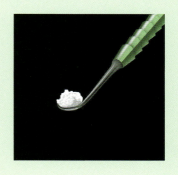

Bio-Oss® とは

Bio-Oss® は、Geistlich Pharma 社（本社：スイス ウォルフーゼン）の提供するウシ由来の異種移植材料である。製造過程であらゆる無機成分が除去され、多孔性の三次元構造をとる。骨タイプ（皮質／海綿）や形態（ブロック／顆粒）にバリエーションを有し、さまざまな骨欠損形態に応用可能である。1986年スイス本国を皮切りに欧州各国において順次販売が開始された後、1994年より、北米においても Osteohealth 社により販売が開始され（2012年より Geistlich Pharma North America へ販売権が移行）、現在まで多くの国で臨床応用されている。

Bio-Oss® の臨床応用

臨床の現場では主に上顎洞底挙上術、リッジプリザベーション、抜歯即時埋入時の骨移植術、バーティカルリッジオグメンテーション、ラテラルリッジオグメンテーションおよび歯周領域における骨内欠損の改善を目的として使用されており、900編を超える関連論文（2017年時点）によってその有効性の検証がなされる大変注目度の高い移植材料である。

日本国内では、2011年12月、歯周領域における骨移植材として厚生労働省より高度管理医療機器の認可を受け、2012年より発売が開始され現在臨床使用可能となっている（輸入元：（株）白水貿易、販売：（株）デンタリード）。歯周領域においては、ランダム化比較試験（RCT）を対象としたネットワークメタ分析の結果より、骨内欠損に対してエナメルマトリックスデリバティブに Bio-Oss® を併用すると、有意なクリニカルアタッチメントを獲得できることが示されるなど、その有効性はある程度実証されている[1]。またインプラント領域においても、適応外使用ではあるものの、（公社）日本口腔インプラント学会において申請すればその使用症例の発表が可能となるなど、より使用しやすい環境となってきており、多くの臨床医がさまざまな場面で応用している。

Bio-Oss® の安全性

Bio-Oss® は歯科界において、臨床応用後30年にわたる歴史があり、世界でもっとも多く用いられている骨補填材料であるが、現在までのところその安全性に関わる重大な報告事項は認められない。しかしながら異種生物の生体より作製された吸収の非常に緩徐な材料であり、その安全性を危惧する臨床医も存在する。本稿では、Bio-Oss® の安全性について、エビデンスを基に考察する。

CQ.01 Bio-Oss® は安全な骨補填材料か?

構造化抄録1（Positive）

1．書誌情報

タイトル（日本語）	審美部位における外形造成の長期的安定性：造成14から80週後での12のヒト生検における組織学的および組織形態計測学的評価
タイトル（英語）	Long-Term Stability of Contour Augmentation in the Esthetic Zone: Histologic and Histomorphometric Evaluation of 12 Human Biopsies 14 to 80 Months After Augmentation
著者名	Jensen SS, Bosshardt DD, Gruber R, Buser D.
雑誌名，巻：頁	J Periodontol 2014; 85: 1549-1556.

2．構造化抄録

目的	DBBM にて骨造成を行った審美部位より採取したヒト生検の長期的安定性を解析すること
研究デザイン	分析疫学的研究
研究施設	ベルン大学歯科口腔外科学および口腔病学講座（スイス）
対象患者	42～86歳、平均70.5歳の10名（男性6名、女性4名）の患者
介入	抜歯後4～8週後にインプラント体を埋入し、生じた露出部分には、ボーンスクレイパーにて採取した自家骨を移植、さらに外側に DBBM（Bio-Oss®）を移植、吸収性膜にて GBR を行った。骨造成14から80（平均44.5）ヵ月後、12の生検を造成部位より採取した。組織学的観察の後、組織形態計測学的解析を行い、新生骨（NB）および残存 DBBM 粒子の割合（%）を解析した。
主要評価項目とそれに用いた統計学的手法	採取した12の生検をそれぞれ組織学的に観察した後、組織形態計測学的解析を行い、新生骨（NB）および残存 DBBM 粒子の割合（%）を解析した。
結果	DBBM の割合は平均32.0±9.6%、新生骨の割合は平均40.6±14.6%、非石灰化組織の割合は平均27.4±10.4%であり、70.3±14.5%の DBBM が骨で被われていた（骨伝導）。
結論	本研究結果より、骨結合した DBBM は、変化する傾向を示さなかった。この低い置換率が、自家骨片、DBBM および吸収性膜による外形造成の長期的安定性に寄与している可能性がある。

Abstractor Comments

理想的な骨補填材料は、高い骨伝導能を有するとともに新生骨に速やかに吸収置換するものですが、審美エリアにおける骨体外側方向への**骨造成においては、Bio-Oss® のように吸収されにくく形態を維持できる材料の方が有効**であると思われます。

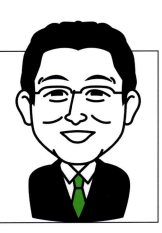

Bio-Oss® は安全な骨補填材料か？ CQ.01

構造化抄録2（Positive）

1．書誌情報

タイトル（日本語）	インプラント埋入に必要な骨支持を提供するうえで最適な骨造成法は何か？
タイトル（英語）	Which hard tissue augmentation techniques are the most successful in furnishing bony support for implant placement?
著者名	Aghaloo TL, Moy PK.
雑誌名，巻：頁	Int J Oral Maxillofac Implants 2007; 22 Suppl: 49-70.

2．構造化抄録

目的	インプラント埋入に必要な歯槽骨を獲得し、長期予後を確立するうえで、最適な手技を同定すること
研究デザイン	システマティックレビュー
研究施設	カリフォルニア大学ロサンゼルス校歯学部（アメリカ）
使用データベース	PubMed
介入	1980年から2005年までの間に報告された論文526編より、包含基準および除外基準に従って選択された90文献。埋入インプラント数は5,128本。 さまざまな移植材料を用いた上顎洞底挙上術施術後インプラント埋入を行い、12〜102ヵ月経過後のインプラント生存率を評価。
主要評価項目とそれに用いた統計学的手法	主要評価項目：インプラントの生存率 統計学的手法：メタ分析
結果	自家骨のみもしくは移植材と混合（2,904本）：92％ 腸骨稜からの自家骨移植（1,845本）：88％ 同種骨と非自家骨との混合（189本）：93.3％ 人工骨もしくは人工骨と異種骨との混合（190本）：81％ 異種骨のみ（433本）：95.6％
結論	上顎洞底挙上術は予知性の高い術式であり、その長期的予後（5年以上の成功率、生存率）は移植材料の種類に関わらず通常埋入と同等である。

Abstractor Comments

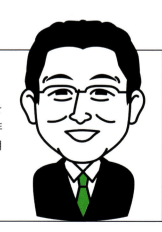

本 SR/MA では上顎洞底挙上術に関してのみメタ分析をするだけの長期経過を追った論文が十分に存在します。上顎洞底挙上術におきましては、吸収性と非吸収性で意見が分かれますが、どちらも臨床成績は良好であり、Bio-Oss® を用いた上顎洞底挙上術は臨床的に有効な手法であるといえます。

CQ.01 Bio-Oss® は安全な骨補填材料か？

構造化抄録3（Negative）

1．書誌情報

タイトル（日本語）	ウシ由来骨補填材料のプリオン病感染リスク：システマティックレビュー
タイトル（英語）	Risk of Prion Disease Transmission through Bovine-Derived Bone Substitutes: A Systematic Reviewcid
著者名	Kim Y, Nowzari H, Rich SK.
雑誌名，巻：頁	Clin Implant Dent Relat Res 2013; 15(5): 645-53.

2．構造化抄録

目的	ウシ由来骨補填材料移植に伴う牛海綿状脳症（BSE）感染リスクを評価すること
研究デザイン	システマティックレビュー
研究施設	南カリフォルニア大学歯周病学講座（アメリカ）
使用データベース	PubMed
介入	1998年から2012年までに掲載された1,704文献より包含基準および除外基準に従い、レビューを除外し、タイトルおよび抄録から36文献を、さらに全文評価より16文献をピックアップした。
主要評価項目とそれに用いた統計学的手法	一次アウトカム：1．加工前における、BSE感染力もしくは未加工のウシ組織におけるBSEの感染力を評価するためのBSE感染ウシ組織および臓器内の病的プリオンの評価　2．加工後における、ウシ由来骨補填材料内のタンパク評価　3．ウシ由来骨補填材料製造に利用される、BSEプリオン不活性化処理の効果 副次アウトカム：現行のBSE診断テストの信頼性を評価するための、異なるBSE診断テスト間の結果、BSE感染力およびBSE感染ウシ組織内における病的プリオン発見の一致
結果	ウシ由来骨補填材料製造に利用される、BSEプリオン不活性化処理の効果については、適当な論文が認められなかった。BSE感染力および病的プリオンは、ウシ骨骨髄内および血清中に認められた。タンパクは、脱タンパクしたBio-Oss®と同様の状態のTutoplast、Bio-Oss®および脛骨サンプル中に認められた。しかしながら異なるBSE診断テストにおける一貫性のない結果は決してまれではなく、Balkema-Buschmannらの研究結果からは、BSE感染力およびプリオン病感染の代理マーカーであるPrP(27-30)検出において、明らかな相違が示された。
結論	ウシ由来骨補填材料は、患者へのプリオン感染を引き起こすリスクがあるかもしれない。

Abstractor Comments

Bio-Oss®は、これまで30年以上にわたり世界中でもっとも多く使用されてきている代用骨であるとともに、多数の学術論文により支持される、予知性の高い材料です。いたずらに不安を煽る必要はないと考えますが、同種骨や他の異種骨と同様、生体材料である以上未知のものも含め何らかの感染リスクは伴うものであり、十分な患者説明の下、同意を得たうえで使用しなければならないでしょう。

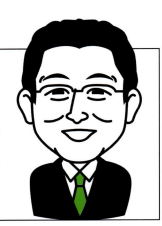

構造化抄録4 (No Answer)

Bio-Oss® は安全な骨補填材料か？　CQ.01

1．書誌情報

タイトル（日本語）	脱タンパクウシ骨もしくはβ-TCPを用いた上顎洞底挙上術の低侵襲歯槽頂アプローチ：多施設二重盲検化ランダム化比較臨床試験
タイトル（英語）	Minimally invasive transcrestal sinus floor elevation with deproteinized bovine bone or β-tricalcium phosphate: a multicenter, double-blind, randomized, controlled clinical trial
著者名	Trombelli L, Franceschetti G, Stacchi C, Minenna L, Riccardi O, Di Raimondo R, Rizzi A, Farina R.
雑誌名，巻：頁	J Clin Periodontol 2014; 41: 311–319.

2．構造化抄録

目的	脱タンパクウシ骨もしくはβ-TCPを用いたSmart Liftを用いた低侵襲な歯槽頂アプローチによる上顎洞底挙上術のアウトカムを評価すること
研究デザイン	RCT
研究施設	フェラーラ大学歯学部歯周・インプラント治療学講座（イタリア）
対象患者	抜歯後半年以上経過し、上顎洞までの距離が4mm以上の残存骨の存在する、18歳以上の健常者38名
介入	38名をランダムに19名ずつの2群に分け、Smart Liftを用いた上顎洞底挙上術時、移植材として一方にはDBBM（Bio-Oss® 顆粒径0.25–1.0 mm）を、もう一方にはβ-TCP（Ceros® β-TCP 顆粒径0.5–0.7 mm）を応用した。
主要評価項目とそれに用いた統計学的手法	術直後および術後6ヵ月における、サイナスリフト（SL）の度合いおよび移植材の頂上からインプラント体根尖端までの距離（aGH）を計測した。各変数の正規分布フィッティングの解析には、Kolmogorov–Smirnov検定を用いた。術直後と6ヵ月後との比較には、Wilcoxon検定およびKruskal–Wallis ANOVAを応用した。グループ同士の比較には、Fischerの正確確率検定、カイ二乗検定およびMann–Whitney U検定、Wald検定、カイ二乗検定を用いた。
結果	それぞれの移植材における術直後と6ヵ月後との比較において、DBBMでは変化を認めなかったが、β-TCPでは有意な減少が生じた。両群間の術直後と6ヵ月後での比較において、有意差は認めなかった。
結論	Smart Liftを用いた低侵襲な歯槽頂アプローチにおいて、DBBM、β-TCPどちらの骨補填材料を用いても、合併症および患者負担の少ない、同等の良好な結果を得ることができる。

Abstractor Comments

Bio-Oss® を用いた方が、吸収性骨補填材料であるβ-TCPを用いるより、骨高径は保たれますが、サイナスにおいては形態を維持する方が良いのか、速やかに新生骨へ吸収置換する方が良いのか意見が分かれるところであり、術者の好みによるところが大きいと思われます。

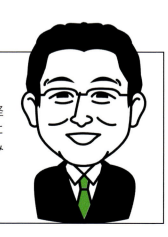

CQ.01 Bio-Oss® は安全な骨補填材料か？

臨床的安全性

過去のシステマティックレビュー[2]より、さまざまな移植材料を用いた上顎洞底挙上術後インプラント埋入を行い、評価した結果、Bio-Oss®を用いた場合にもっとも成功率が高いことから、臨床的安全性の高い材料であることが示唆される。リッジプリザベーションにおいては、その寸法安定性が他の移植材料と比べて高いことが示されており[3,4]、ラテラルリッジオグメンテーションにおいては、インプラント埋入と同時に骨造成を行う際、Bio-Oss®を用いると少ない術後合併症で最大の造成量を得ることができるとの報告がある[5]。以上の結果より、Bio-Oss®は臨床上安全な骨補填材料であるといえる。

審美的安全性

ヒトに埋入されたインプラント体頬側デヒーセンスに対して、自家骨およびBio-Oss®を移植、GBR法を行った後14〜80ヵ月後における組織形態計測学的研究（構造化抄録2）の結果、Bio-Oss®はほぼ吸収する傾向を示さなかった。同様に短期的にも長期的にもBio-Oss®顆粒にほとんど吸収が生じないことが、さまざまな論文で示されている（構造化抄録1）[6,7]。すなわちこの低い置換率が外形造成の長期的安定性に寄与している可能性が示唆される。吸収せず形態を保持してくれる材料のBio-Oss®は、患者の審美的要求に対して安全性の高い材料といえるであろう。

生物学的安全性

ウシ骨応用による変異型クロイツフェルトヤコブ病発症の恐れを示唆するシステマティックレビューが1編存在する（構造化抄録3）が、包含された論文にはBio-Oss®より病的プリオンが同定されたとの報告は認められなかった。わずか1編[8]で脱タンパクされたはずのBio-Oss®（cancelous）よりタンパクが同定されたとの報告が認められるのみであった。EMEA（欧州医薬局庁）およびFDA（米国食品医薬品局）によると、ウシ骨は感染リスクのない部位とされている。さらにBio-Oss®には過去に狂牛病の報告のないオーストラリア産のウシが使用されており、健康管理、衛生管理された原材料、15時間以上の高温処理、ガンマ線照射による滅菌処理がなされるなど、安全性への配慮がなされている。以上を総合すると生物学的安全性は高いと考えられる。

Bio-Oss® は安全な材料か

過去の報告より、Bio-Oss®は安全性の高い材料であると考えられる。しかしながらあくまで生体由来材料であり、未知のものも含め何らかの感染リスクは伴うものであるため、十分な患者説明の下、同意を得たうえで使用しなければならない。

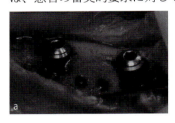
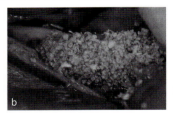

図1-a、b リッジオグメンテーションにおいては、Bio-Oss®のような吸収しづらい骨補填材料が有効と思われる。

参考文献

1. Tu YK, Woolston A, Faggion CM Jr. Do bone grafts or barrier membranes provide additional treatment effects for infrabony lesions treated with enamel matrix derivatives? A network meta-analysis of randomized-controlled trials. J Clin Periodontol 2010;37(1):59-79.
2. Jensen SS, Bosshardt DD, Gruber R, Buser D. Long-term stability of contour augmentation in the esthetic zone: histologic and histomorphometric evaluation of 12 human biopsies 14 to 80 months after augmentation. J Periodontol 2014;85(11):1549-1556.
3. Jambhekar S, Kernen F, Bidra AS. Clinical and histologic outcomes of socket grafting after flapless tooth extraction: a systematic review of randomized controlled clinical trials. J Prosthet Dent 2015;113(5):371-382.
4. Avila-Ortiz G, Elangovan S, Kramer KW, Blanchette D, Dawson DV. Effect of alveolar ridge preservation after tooth extraction: a systematic review and meta-analysis. J Dent Res 2014;93(10):950-958.
5. Sanz-Sánchez I, Ortiz-Vigón A, Sanz-Martín I, Figuero E, Sanz M. Effectiveness of Lateral Bone Augmentation on the Alveolar Crest Dimension: A Systematic Review and Meta-analysis. J Dent Res 2015;94(9 Suppl):128S-142S.
6. Mordenfeld A, Hallman M, Johansson CB, Albrektsson T. Histological and histomorphometrical analyses of biopsies harvested 11 years after maxillary sinus floor augmentation with deproteinized bovine and autogenous bone. Clin Oral Implants Res 2010;21(9):961-970.
7. Artzi Z, Tal H, Dayan D. Porous bovine bone mineral in healing of human extraction sockets. Part 1: histomorphometric evaluations at 9 months. J Periodontol 2000;71(6):1015-1023.
8. Kim Y, Nowzari H, Rich SK. Risk of prion disease transmission through bovine-derived bone substitutes: a systematic review. Clin Implant Dent Relat Res 2013;15(5):645-653.

02 CTでのコンピュータ解析は正確なのか？

A.02 寸法精度に関して、CTのコンピュータ解析は正確である

結論

歯科用コーンビームCTと医科用マルチスライスCTともにCTデータにおける実験的な寸法誤差は非常に小さい。そのため、適正に撮影された場合には、インプラント・シミュレーションなどのコンピュータ解析における寸法は臨床的に正確であるといえる。

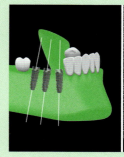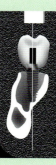

一般解説

二次元的なパノラマX線写真と異なり、CT撮影することにより上下顎の三次元的構造を描出し、骨や軟組織の寸法を算出することができる。そのため、コンピュータ画像上での正確なインプラント・シミュレーションが可能となる。また、このデータを基に作製されたサージカルステントを使用することにより、より正確な位置にインプラントを埋入することが可能となっている[1]。これらの技術を安全に臨床応用するにあたって、コンピュータ上の寸法データが正確であることが前提となっている。

CTの種類

医科で用いられるマルチディテクターCT（MDCT）と顎顔面の撮影に特化した歯科用コーンビームCT（CBCT）がある。現在、CBCTは一般の歯科医院においても広く普及しつつある。

寸法誤差の生じる要因

原理的には、（1）X線源の位置や管電流・管電圧などの撮影条件（2）再構成アルゴリズム・補正や境界決定などのデータ処理（3）被写体の物性による散乱やビームハードニング（4）ノイズ・画像サイズなどの検出系の問題（5）装置の振動や被写体の動きなどの環境の問題などの単独あるは複合的な要因により寸法誤差が生じると考えられる。

臨床的には、（1）MDCTにおいてスライス厚が大きい場合やCBCTにおけるボクセルサイズが大きい場合には誤差が大きくなる傾向にある。一般的にはCBCTは空間分解能がMDCTのそれよりも高く画像はより精細なものとなる。（2）撮影時間が長くなると患者が動く可能性があり誤差（モーション・アーチファクト）を生む可能性が高くなる。医科用CTはX線ビームを多数回転させる必要があるため、1回転で撮影が終了するCBCTに比べて撮影時間が長くなりモーションアーチファクトが発生する危険性が高いと考えられていた。しかし現在MDCTはディテクター数が多く、モーションアーチファクトの危険性は極めて低くなっている。無歯顎や顎位が不安定な患者は、顎位が固定されるよう、CT撮影時に診断用ステントやバイトジグを装着する必要がある。（3）口腔内に金属が存在すると画像ノイズが生じ誤差が大きくなる。そのため、CT撮影の前に可能ならば不要な金属を口腔内から取り除いた状態にしておく方が画像の誤差を減少させることができる。

CQ.02 CTでのコンピュータ解析は正確なのか？

構造化抄録1（Positive）

1．書誌情報

タイトル（日本語）	マルチチャネルコンピュータ断層撮影法とコーンビームコンピュータ断層撮影法の比較：インプラントのための上顎の in vitro 測定による寸法精度
タイトル（英語）	Multichannel computed tomography versus cone-beam computed tomography: linear accuracy of in vitro measurements of the maxilla for implant placement.
著者名	Fatemitabar SA, Nikgoo A
雑誌名，巻：頁	Int J Oral Maxillofac Implants 2010; 25(3): 499-505.

2．構造化抄録

目的	64列CTとコーンビームCTの寸法精度を比較すること
研究デザイン	乾燥頭蓋骨を用いた計測による研究
研究施設	テヘラン大学歯学部顎顔面放射線学研究室（イラン）
対象	顎堤に合計27ヵ所のガッタパーチャ・マーカーを設置した3個の乾燥頭蓋骨の上顎骨
介入	64列医科用CTとCBCTとで上顎骨を撮影し、印刷されたフィルム上においてマーカーが位置する部位の顎堤の幅と高さを計測した。その後、マーカー部位において顎堤を切断し、顎堤の幅と高さを実測した。
主要評価項目とそれに用いた統計学的手法	2種類のCT画像上の顎堤の幅と高さの計測値を、それぞれの画像の対象となった部位の顎堤の実測値と比較する。 統計学的手法：Wilcoxon符号順位検定
結果	唇側と口蓋側の2つの基準マーカーの距離（①と②）と歯槽骨の高さ（③）の寸法誤差 ・コーンビームCT：①0.38+/-0.39mm ②0.37+/-0.33mm ③0.58+/-0.45mm ・64列CT：①0.59+/-0.61mm ②0.37+/-0.42mm ③0.72+/-0.92mm 両CTの寸法誤差に有意差なし（p>0.05）
結論	乾燥頭蓋骨を撮影し、64列CT装置とコーンビームCT装置から作成された画像上の距離と実寸を比較した結果、2つのCT装置の寸法誤差に有意差がないこと、また、コーンビームCTはインプラント埋入部位の骨の診断に適していることがわかった。

Abstractor Comments

現在病院に設置されているCTの主流となっている、64列のマルチスライスCTと歯科用コーンビームCTの上顎骨撮影の際の寸法精度の比較に関する論文です。**どちらのCTをインプラント患者に使用しても臨床においては高い精度の診断が可能である**ことがわかります。

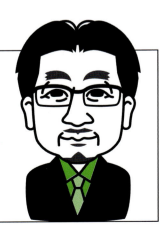

CT でのコンピュータ解析は正確なのか？　CQ.02

構造化抄録2 (Positive)

1．書誌情報

タイトル（日本語）	歯科用コーンビーム CT と従来型マルチスライス CT における寸法計測の精度
タイトル（英語）	Accuracy of linear measurements using dental cone beam and conventional multislice computed tomography.
著者名	Suomalainen A, Vehmas T, Kortesniemi M, Robinson S, Peltola J
雑誌名，巻：頁	Dentomaxillofac Radiol 2008; 37(1): 10-17.

2．構造化抄録

目的	多種の線量下における、歯科用コーンビーム CT (CBCT) と従来型マルチスライス CT (MSCT) の寸法計測精度を検証すること
研究デザイン	下顎骨を用いた計測による研究
研究施設	ヘルシンキ大学中央病院放射線学研究室（スウェーデン）
対象	乾燥下顎骨およびスクロース等張電解液に浸漬した下顎骨
介入	乾燥下顎骨とスクロール等張電解液に浸した軟組織付きの下顎骨に 4 つの寸法計測部位を設けて CT の線量を変えて撮影して寸法計測し、その後、計測部位を 4 mm 厚にスライスしてマイクロ X 線写真を撮影した。
主要評価項目とそれに用いた統計学的手法	CT による計測値と基準となるマイクロ X 線写真における計測値を比較し、誤差を算出した。統計学的手法：Pearson 相関係数検定
結果	CBCT の計測誤差は MSCT のそれに比較して有意に小さかった（p=0.022） 乾燥下顎骨の平均誤差：CBCT 4.7% , MSCT 8.8% 軟組織付き下顎骨の平均誤差：CBCT 2.3% , MSCT 6.6% MSCT の線量を通常の 1／4 に下げても測定誤差に有意差はなかった（p<0.05）
結論	MSCT と比較して CBCT はインプラント治療計画での使用に際してより信頼性が高かった。MSCT においては線量を相当下げても測定誤差への影響は小さかった。

Abstractor Comments

本論文は、病院に設置されているマルチスライス CT に比較して歯科用コーンビーム CT の方が寸法精度が高いことを示しています。患者の被曝量を勘案した場合にはより被曝量の少ない**歯科用コーンビーム CT を使用する方が患者の利益となる**でしょう。しかし、本論文において使用された CT は 4 列のマルチスライスと初期型もタイプであるのに対し、現在もっとも高性能の CT 装置（320 列マルチスライス）は 160mm の範囲を 1 秒以内で撮影可能であり、最新のマルチスライス機種とコーンビーム CT との寸法精度の比較を行う研究が望まれます。

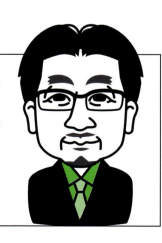

CQ.02 CTでのコンピュータ解析は正確なのか?

構造化抄録3 (Negative)

1. 書誌情報

タイトル(日本語)	撮影時の頭部の向きに基づいたインプラント埋入部位の寸法測定の評価:コーンビームCTを用いた *ex vivo* 研究
タイトル(英語)	Evaluation of linear measurements of implant sites based on head orientation during acquisition: An ex vivo study using cone-beam computed tomography.
著者名	Sabban H, Mahdian M, Dhingra A, Lurie AG, Tadinada A
雑誌名,巻:頁	Imaging Sci Dent 2015; 45(2): 73-80.

2. 構造化抄録

目的	CBCT撮影中の頭部の位置付けがインプラント埋入部位の寸法計測精度に与える影響を評価すること
研究デザイン	乾燥頭蓋骨および下顎骨を用いた計測による研究
研究施設	コネチカット大学保健センター・顎顔面放射線部(アメリカ)
対象	6つの乾燥頭蓋骨(上顎骨および下顎骨)
介入	7種類の頭位において撮影された28のインプラント埋入相当部位の水平的および垂直的な計測を行い、適正な頭位に補正するシミュレーションを行った際の値を計測する。
主要評価項目とそれに用いた統計学的手法	上記2つの計測値を比較する。 統計学的手法:2要因の分散分析(two-way ANOVA test)
結果	垂直的な平均寸法誤差は頭を後方に20度傾けた際に有意に大きな誤差が確認された($p<0.05$)。水平的な平均寸法誤差に関してはどの頭位においても有意な誤差は認められなかった。
結論	コーンビームCTで撮影する頭位は垂直的な寸法計測誤差に有意な影響を与える可能性がある。計測に大きく影響を与えるのは後方に傾ける頭の位置付けであった。

Abstractor Comments

頭部の位置付けが歯科用コーンビームCTの寸法精度に影響を与えることを示した論文です。他にコーンビームCTの特性として、寸法測定距離が大きくなる程、医科用CTと比較して測定誤差が大きくなるとの報告もあります。コーンビームCT撮影時にはマニュアル通りに頭部の位置付けを行うことが重要となります。

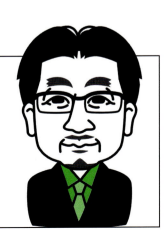

構造化抄録4 (No Answer)

CTでのコンピュータ解析は正確なのか？ CQ.02

1．書誌情報

タイトル（日本語）	異なるソフトウェアによって作成された三次元画像の寸法誤差
タイトル（英語）	Dimensional error of three-dimensional images generated by different software.
著者名	Pimentel PA, Bomfim RT, Andrade LC, Ferraz EG, Ribeiro Lamberti PL, Rubria-Bullen IR, Sarmento VA.
雑誌名，巻：頁	J Med Eng Technol 2015; 39(8): 480-484.

2．構造化抄録

目的	種々のソフトウエア、CT装置およびスライス厚における3D再構成画像上の寸法精度を検証すること
研究デザイン	下顎骨を用いた計測による研究
研究施設	Propedeutics and Integrated Clinic Department, School of Dentistry, Federal University of Bahia, Salvador, Bahia（ブラジル）
対象	10個のヒト乾燥下顎骨
介入	円形の穴のあいた乾燥下顎骨をCTおよびコーンビームCT（CBCT）にて撮影し異なるソフトウエアを用いて3D画像を再構成し、前方および後方における穴の水平および垂直の径を測定し、骨における穴を実測する。
主要評価項目とそれに用いた統計学的手法	2種類のCTによる計測値と実測値とを比較する。 統計学的手法：t検定
結果	3D画像上の寸法計測値と実寸値の間には有意な差があった。 ・CBCTの相対誤差：3.10%から4.82% ・CTの相対誤差：3.4%から5.92%
結論	ソフトウエアの性能はアルゴリズムに影響されるだけではなく使用者の扱いに関係する。測定誤差は0.58mm以下であり画像の質に影響を与えるものではない。

Abstractor Comments

乾燥下顎骨の前方に人工的に形成された筒状の骨欠損を用いて、医科用CTと歯科用コーンビームCTとで3D画像上での寸法測定誤差を検証した論文です。骨の3D画像は閾値の設定によって微妙に変化するので、計測点間の寸法誤差は術者の操作によって変化します。しかしながら、0.58mmが最大の測定誤差なら臨床上の問題はないと考えられます。

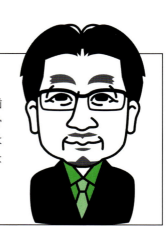

CQ.02　CTでのコンピュータ解析は正確なのか？

構造化抄録に対する解説

　一般的に医科のCT検査は病気の定性的な診断に用いられているが、インプラント治療におけるCBCT診断は顎および口腔の軟・硬組織における病変の有無のみならず、定量的な診断に用いられるのが特徴である。具体的には、①インプラント埋入部位の骨の厚みや高さの計測　②コンピュータのシミュレーションソフト画像上に仮想の上部構造、インプラント体およびアバットメントを配置させることによる治療設計　③アバットメント周囲の軟組織の厚みの計測　④骨支持型、歯牙支持型および粘膜支持型のサージカルガイドなどを使用するコンピュータ支援手術　⑤インプラント埋入部位のCT値による骨密度の算出や埋入時のインプラント初期固定性の推測[2]、などがある。この中で、①～④はCT画像データにおける三次元的な寸法精度が正確であることが前提となっている。CTデータにおける寸法誤差が臨床的な許容範囲を超えている場合には、治療設計が不正確なものとなり、インプラント埋入手術が危険なものとなってしまう可能性がある。

　構造化抄録1、2、4は医科のMDCTと歯科のCBCTの寸法計測精度を比較したものであるが、測定誤差は0.5mm前後と小さく[3]、臨床的な問題とならないレベルであり、その他の論文においても同様の報告がなされている。一方、構造化抄録3は頭部の位置付けを変えることによってCBCTの寸法測定精度に有意差が生じることを示しているが、これは実験的な位置付けであり通常撮影において、この特性の影響はないと考えられる。また、MDCTは測定距離が大きくても誤差は小さいが、CBCTにおいては測定距離が大きくなるほど誤差が僅かながら大きくなる傾向にある。CTデータの精度が手術の成否に影響されるコンピュータ支援手術に関しては、実験的にも臨床的にも多くの寸法誤差に関する報告がある[4,5]。これらのほとんどは、サージカルガイドによって埋入されたインプラントの位置的な誤差は少なく、インプラント・シミュレーションを基にしたガイディッド・サージェリーはインプラント治療の精度を向上させる面で有益であると報告している。

　埋入されたインプラント周囲骨の状態を診断することを目的としたCT検査に関する論文では、インプラント唇側の薄い骨（特に1.0mm未満）の計測においては診断精度が低く[6]、インプラント唇側の骨に対してCBCTによる検査は不適当と考えられる。

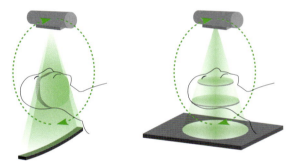

図1　歯科用CBCT（右）と医科用MDCT（左）の原理の違い。（Foundation for Oral Rehabilitation. Diagnostic Imaging.（https://www.for.org/en/treat/treatment-guidelines/partially-dentate/diagnostics/diagnostic-imaging）より引用・改変）

参考文献

1. Vercruyssen M, Cox C, Coucke W, Naert I, Jacobs R, Quirynen M. A randomized clinical trial comparing guided implant surgery (bone- or mucosa-supported) with mental navigation or the use of a pilot-drill template. J Clin Periodontol 2014;41(7):717-723.
2. Ikumi N, Tsutsumi S. Assessment of correlation between computerized tomography values of the bone and cutting torque values at implant placement: a clinical study. Int J Oral Maxillofac Implants 2005;20(2):253-260.
3. Poeschl PW, Schmidt N, Guevara-Rojas G, Seemann R, Ewers R, Zipko HT, Schicho K. Comparison of cone-beam and conventional multislice computed tomography for image-guided dental implant planning. Clin Oral Investig. 2013;17(1):317-324.
4. Yatzkair G, Cheng A, Brodie S, Raviv E, Boyan BD, Schwartz Z. Accuracy of computer-guided implantation in a human cadaver model. Clin Oral Implants Res 2015;26(10):1143-1149.
5. Soares MM, Harari ND, Cardoso ES, Manso MC, Conz MB, Vidigal GM Jr. An in vitro model to evaluate the accuracy of guided surgery systems. Int J Oral Maxillofac Implants 2012;27(4):824-831.
6. González-Martín O, Oteo C, Ortega R, Alandez J, Sanz M, Veltri M. Evaluation of peri-implant buccal bone by computed tomography: an experimental study. Clin Oral Implants Res 2016;27(8):950-955.

03 骨造成と同時のインプラント埋入より、骨造成後のインプラント埋入のほうが有利なのか？

A.03 骨造成の種類にかかわらず待時埋入のほうが予知性が高い

結論

骨造成した部位にインプラントをいつ埋入するかはいまだ議論の的であるが、組織学的な視点から考えると、理想的には骨内の血管の再構築が行われた後にインプラントを埋入することにより高いオッセオインテグレーションが獲得される。臨床的には骨造成と同時または待時のインプラント埋入は、成功率に差はないといわれているが、骨造成と同時のインプラント埋入では治療期間を短縮できる反面、骨移植材の種類によっては吸収の遅いものもあるため今後長期的な研究が期待される。

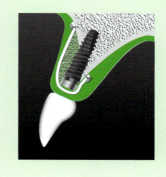

インプラント埋入のタイミング

ここでは抜歯の時期は関係なく骨造成と同時にインプラント埋入（同時埋入）をするか、骨造成後、骨の治癒期間を待ってインプラントを埋入（待時埋入）するかということを意味する。どちらの術式も実際に多く行われているが、同時・待時のインプラント埋入の適応の明確な基準はない。残存骨の骨質と骨量が十分であれば同時埋入を勧めている研究者も多い[1]。上顎で自家骨を用いて骨造成した場合、骨造成後の治癒期間が同じ場合には待時埋入のほうが同時埋入よりもBIC（Bone Implant Contact）値は大きく、新生骨の量も多い[2,3]。

すなわち既存骨の条件が厳しい場合には待時埋入のほうが有利と考えられる。

骨造成の種類

骨造成には大きく分けてブロック骨移植とGBR法があるが、どちらも予知性の高い術式であり臨床的にはインプラントの成功率に差はないといわれている。

GBR法に用いられる骨移植材も自家骨、他家骨、異種骨、人工骨と種類も多く、またその混合物の組み合わせも多種多様である。骨移植材のゴールドスタンダードは自家骨であるといわれているが、自家骨のみでは吸収速度が大きいため、吸収の遅い骨移植材を用いて骨のボリュームを維持していることが多い。さらにメンブレンの種類も吸収性・非吸収性ともに数多くあり、メンブレンの固定の有無によっても骨造成量が異なる[4]。臨床家は骨移植材・メンブレンの特性を十分理解して使用することが重要である。

骨造成後の問題点

吸収の遅いまたは吸収しない骨移植材は、骨組織に取り囲まれていればよいが結合組織に被包されて残存していたりすると将来ここに感染が起こった場合、この部分の移植材を除去しなければならない。骨造成した場合にはインプラント周囲炎の罹患リスクが高くなるという研究もある[5]。今後コントロール群や規格化された成功基準をもった長期にわたる研究が必要と考えられる。

CQ.03 骨造成と同時のインプラント埋入より、骨造成後のインプラント埋入のほうが有利なのか？

構造化抄録1（Positive）

1．書誌情報

タイトル（日本語）	GBR法またはアンレーグラフトして骨造成した部位にインプラントを埋入する場合の即時と待時の比較：システマティックレビュー
タイトル（英語）	Immediate versus delayed positioning of dental implants in guided bone regeneration or onlay graft regenerated areas: a systematic review
著者名	Clementini M, Morlupi A, Agrestini C, Barlattani A
雑誌名，巻：頁	Int J Oral Maxillofac Surg 2013; 42(5): 643-650.

2．構造化抄録

目的	GBR法または自家骨ブロック骨アンレーグラフトの骨造成と同時・待時のインプラント埋入における成功率を比較すること
研究デザイン	システマティックレビュー
研究施設	トル・ヴェルガータ大学歯学部（イタリア）
対象	タイトルから選出した287論文のうち、抽出条件を満たした13論文、259名（1論文は不明）、741本のインプラント
介入	抽出条件：5人以上の被験者、成功基準を有していること、咬合負荷後6ヵ月以上経過観察していること 生存率のみ報告している論文は除外
主要評価項目とそれに用いた統計学的手法	インプラントの成功率・生存率
結果	成功率；同時埋入：61.5〜100%（2つの研究を除いて83%以上） 待時埋入：75〜98%（2つの研究を除いて88.2%以上）
結論	GBRやアンレーグラフトで骨造成した部位では、インプラント同時埋入より、待時埋入のほうが予知性が高い。

Abstractor Comments

GBRやアンレーグラフトを行って骨造成した部位にインプラントをいつ埋入するかについては、いまだ議論の的です。しかし、多くの研究では骨造成された部位へのインプラントの成功率は既存骨にインプラント埋入した場合と遜色はないとされています。**コントロール群や標準化された成功基準をもった研究が必要と考えられ、また生存率と成功率の違いをしっかり認識する必要があるでしょう。**

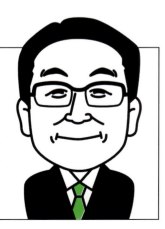

骨造成と同時のインプラント埋入より、骨造成後のインプラント埋入のほうが有利なのか？　CQ.03

1. 書誌情報

タイトル（日本語）	GBR法と同時あるいは待時のインプラント埋入：イヌを用いた埋入8ヵ月・16ヵ月後の組織形態学的研究
タイトル（英語）	Simultaneous versus two-stage implant placement and guided bone regeneration in the canine: histomorphometry at 8 and 16 months
著者名	Artzi Z, Nemcovsky CE, Tal H Weinberg E, Weinreb M, Prasad H, Rohrer MD, Kozlovsky A.
雑誌名，巻：頁	J Clin Periodontol 2010; 37: 1029-1038.

2. 構造化抄録

目的	GBR法を行った場合のインプラント埋入時期の影響について、8ヵ月と16ヵ月におけるオッセオインテグレーション率と新生骨についての比較をすること
研究デザイン	動物実験
研究施設	テルアビブ大学歯学部歯周病学講座（イスラエル）
対象	7頭のビーグル犬
介入	① GBR 6ヵ月後にインプラント埋入 ② インプラント埋入と同時にGBR ③ インプラント埋入と同時のグラフトなしのメンブレンのみのGBR ④ 既存骨に埋入（コントロール）
主要評価項目とそれに用いた統計学的手法	主要評価項目：BIC（骨-インプラント接触率），CBR（歯槽骨頂部の吸収量），VIB（垂直的骨内欠損），BAF & PAF（骨と移植材の割合），CON（骨伝導率レベル） 統計学的手法：ANOVA分散分析、ピアソンの相関係数
結果	BIC：62〜79％（有意差なし） PAF：17〜27％（有意差なし） BAF：埋入と同時のGBR群では他に比べ有意に少ない CON：GBR 6ヵ月後に埋入した群でもっとも高い CBR・VIB：GBR 6ヵ月後に埋入した群では、埋入と同時にGBRした群より有意に小さい
結論	GBRと同時あるいは待時のインプラント埋入においてオッセオインテグレーションレベルはあまり差がないが、待時埋入では新生骨が多く、移植材周囲に高い骨伝導を示し、骨頂の吸収は小さく、垂直的な骨内吸収も小さい。

Abstractor Comments

よくデザインされたイヌの短期間の実験であり、組織学的な評価が行われています。この実験では移植材としてBio-Oss®、メンブレンはBio-Gide®を使用しています。また上部構造装着後も歯ブラシとクロルヘキシジンによる口腔清掃も行われており、臨床に則したものとして評価できます。

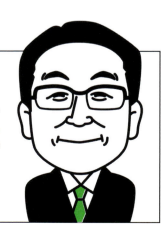

構造化抄録2（Positive）

CQ.03 骨造成と同時のインプラント埋入より、骨造成後のインプラント埋入のほうが有利なのか？

構造化抄録3 (No Answer)

1. 書誌情報

タイトル（日本語）	抜歯窩にインプラントを埋入する時期が結果にどのように影響するのか？
タイトル（英語）	How Does the Timing of Implant Placement to Extraction Affect Outcome?
著者名	Quirynen M, Van Assche N, Botticelli D, Berglundh T
雑誌名, 巻：頁	Int J Oral Maxillofac Implants 2007; 22(SUPPL): 203-223

2. 構造化抄録

目的	抜歯即時のインプラント埋入と早期（軟組織の治癒後）のインプラント埋入における臨床成績と合併症の発生率についての論文をシステマティックレビューすること
研究デザイン	システマティックレビュー
研究施設	ルーヴェン・カトリック大学歯学部歯周病学講座、口腔病理・顎顔面外科（ベルギー）
使用データベース	MEDLINE
対象	17の前向き研究（患者数：14〜143人、インプラント20〜264本、観察期間1〜2年） 17の後向き研究（患者数：14〜442人、インプラント14〜1,099本、観察期間5年程度）
介入	即時／早期のインプラント埋入（GBRあり・なし）、前向き・後向き研究（RCT、nonRCT、コホート研究、ケースコントロール研究、ケースレポート）、1年以上の経過観察、8人以上の患者、10本以上のインプラント、3人のレビュアーで検索。 合併症のタイプは、インプラントの喪失・周囲骨の吸収・インプラント周囲炎や審美性に関する軟組織の合併症。
主要評価項目とそれに用いた統計学的手法	主要評価項目：インプラントロス、歯槽骨頂部の吸収、インプラント周囲炎、軟組織の合併症
結果	インプラント喪失は即時、早期ともに5％以下であった。
結論	長期的経過がないため、インプラント周囲の安定、補綴物の安定、骨吸収の程度、審美性の臨床結果に関して、既存骨に埋入した場合と即時・早期に埋入した場合との比較することはできない。

Abstractor Comments

合併症のほとんどはインプラントの喪失に関する記載で、**生物学的な合併症**（インプラント周囲炎、付着の喪失、骨吸収、周囲粘膜の退縮）**に関して記載されている論文はあまりありません。**

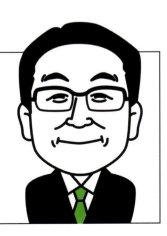

骨造成と同時のインプラント埋入より、骨造成後のインプラント埋入のほうが有利なのか？ CQ.03

構造化抄録4 (No Answer)

1. 書誌情報

タイトル（日本語）	上顎前歯部においてインプラント埋入と同時あるいは埋入前の水平的骨造成について：システマティックレビュー
タイトル（英語）	Horizontal Ridge Augmentation in Conjunction with or Prior to Implant Placement in the Anterior Maxilla: A Systematic Review
著者名	Kuchler U, von Arx T
雑誌名，巻：頁	Int J Oral Maxillofac Implants 2014; 29(suppl): 14-24.

2. 構造化抄録

目的	上顎前歯部においてインプラント埋入と同時あるいは埋入前の水平的骨造成におけるインプラントの生存率と成功率に関する臨床研究をシステマティックレビューすること
研究デザイン	システマティックレビュー
研究施設	ベルン大学歯学部口腔外科・口腔科学講座（スイス）
使用データベース	MEDLINE
対象	13の臨床研究 ・2：インプラントと同時の骨造成（35人、35本のインプラント） ・11：インプラント埋入前の骨造成（353人、インプラントの本数は不明）
介入	10名以上の患者、上顎前歯の水平的骨造成を行ったもの（垂直的骨造成やリッジエクスパンジョンは除く）、1年以上の咬合負荷を有するもの。インプラントの成功率・生存率、水平的骨造成幅、術中・術後の合併症について評価。2名のレビュアーで検索。
主要評価項目とそれに用いた統計学的手法	10名以上の患者、上顎前歯部の水平的骨造成 主要評価項目：インプラントの成功率・生存率、骨幅の増加量、合併症
結果	・インプラント埋入と同時の骨造成でのインプラント成功率：100％、生存率：100％（水平的骨造成量についての記載なし） ・インプラント埋入前の骨造成でのインプラント成功率：96.8〜100％、生存率：93.5〜100％（平均水平的骨造成量：3.4〜5.0mm）
結論	選ばれた13の論文のうちでもRCTは1つだけであり上顎前歯部における骨造成にもっとも適した材料は結論づけられなかった。どちらの方法でも骨移植材の種類にかかわらず高いインプラントの成功率と生存率が示唆されたが、エビデンスレベルからみるとインプラント埋入前の骨造成のほうがよい。

Abstractor Comments

インプラント埋入と同時の骨造成では2論文しかなく、リエントリーがないため骨造成幅の増加が確認できませんでした。**今後はCBCT等で計測した論文も出てきているため、より正確なシステマティックレビューも期待されます。**また移植材の種類やメンブレンの種類による骨造成の差や、長期経過した場合の予後についての論文を期待します。

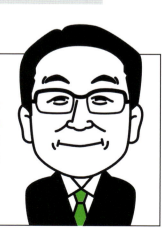

CQ.03 骨造成と同時のインプラント埋入より、骨造成後のインプラント埋入のほうが有利なのか？

構造化抄録に対する解説

構造化抄録1では、GBRとアンレーグラフトのインプラントの成功率に差はなかったが、同時埋入よりも待時埋入のほうが予知性が高い。腸骨のブロック骨移植では6ヵ月で50%のボリュームが減少するといわれており[6]、同時埋入ではその骨吸収を予測することは困難である。

また構造化抄録2では、イヌを用いた動物実験ではあるがGBR 6ヵ月後にインプラントを埋入したもの（待時）と、骨移植材料＋メンブレンあるいはメンブレンのみのGBRと同時のインプラント埋入（同時）、既存骨へのインプラント埋入（コントロール）の埋入後8ヵ月と16ヵ月後の組織学的な比較を行ったものである。この実験では骨移植材としてBio-Oss®を、メンブレンはBio-Gide®を使用している。同時も待時もオッセオインテグレーションレベルは同等だが、待時のほうが新生骨が多く、骨移植材周囲の骨伝導は高く、骨頂部の吸収は小さく、フィクスチャー・アバットメント接合部の垂直的な骨吸収も小さい。

これらの待時埋入が優位という論文に対し、構造化抄録3のような待時埋入の優位性を肯定できないという論文もある。抜歯窩にインプラントを埋入する時期による臨床成績と合併症の発生率についてのシステマティックレビューでは、インプラントの喪失は即時・早期ともに5%以下であった。しかし長期経過がないためインプラント周囲の安定、補綴装置による影響、骨吸収の程度、審美性の臨床結果に関して、既存骨に埋入した場合と即時・早期に埋入した場合との比較をすることはできていない。

また構造化抄録4では、待時埋入の場合は平均水平的骨造成量は3.4～5.0mmであるが、同時埋入の場合はリエントリーがないため水平的骨造成量に関する記載はなく、比較することができない。同時でも待時でも移植材料の種類にかかわらず高いインプラントの生存率と成功率が示唆されたが、今後はCBCT等で骨造成量を計測した論文も出てきているためより今後正確性の高いシステマティックレビューも期待される。

臨床的には成功率・生存率は高いが組織学的には待時のほうが有利ということである。短期では問題ないが長期的な骨造成部の骨の置換やインプラント周囲炎が起こった場合等の影響を観察していく必要がある。GBRやBone graft等、外科的手技が困難であればあるほどテクニックセンシティブになるため同じ材料を使っても術者の技術力や経験により、アウトカムが同じになるとは限らないと考えられる。

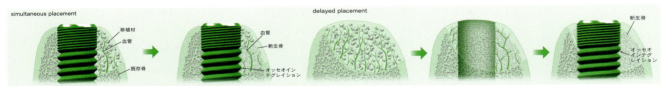

図1 移植部位における血管のネットワークが構築されてからインプラントを埋入したほうがオッセオインテグレーションを獲得しやすい。骨化は既存骨側から生じるため、同時埋入ではインプラントネック部でのオッセオインテグレーションは遅れる。より厳しい部位では待時埋入のほうが有利である。（赤野弘明.「骨と骨移植」を文献・臨床から斬る すべてはオッセオインテグレーションのために. 第3回 インプラントのための骨移植成功のポイント. the Quintessence 2009; 28(10): 70-86. より引用・改変）

参考文献

1. Chiapasco M, Zaniboni M, Boisco M. Augmentation procedures for the rehabilitation of deficient edentulous ridges with oral implants. Clin Oral Implants Res 2006;17 Suppl 2:136-159.
2. Sjöström M, Lundgren S, Sennerby L. A histomorphometric comparison of the bone graft-titanium interface between interpositional and onlay/inlay bone grafting techniques. Int J Oral Maxillofac Implants 2006;21(1):52-62.
3. Lundgren S, Rasmusson L, Sjöström M, Sennerby L. Simultaneous or delayed placement of titanium implants in free autogenous iliac bone grafts. Histological analysis of the bone graft-titanium interface in 10 consecutive patients. Int J Oral Maxillofac Surg 1999;28(1):31-37.
4. Beitlitum I, Artzi Z, Nemcovsky CE. Clinical evaluation of particulate allogeneic with and without autogenous bone grafts and resorbable collagen membranes for bone augmentation of atrophic alveolar ridges. Clin Oral Implants Res. 2010;21(11):1242-1250.
5. Canullo L, Tallarico M, Radovanovic S, Delibasic B, Covani U, Rakic M. Distinguishing predictive profiles for patient-based risk assessment and diagnostics of plaque induced, surgically and prosthetically triggered peri-implantitis. Clin Oral Implants Res 2016;27(10):1243-1250.
6. Johansson B, Grepe A, Wannfors K, Hirsch JM. A clinical study of changes in the volume of bone grafts in the atrophic maxilla. Dentomaxillofac Radiol 2001;30(3):157-161.

04 GBRした骨は何％残るものなのか？

A.04 自家骨や凍結乾燥骨では約50％、骨移植材料にBio-Oss®を混合させると約80％残る

結論
吸収の遅い骨移植材は長期間にわたり骨造成部位のボリュームの維持に有利である。GBRでは吸収のほとんどは最初の6ヵ月に起こり、その後1年くらいまで起こると言われている[1]が、これに影響を与える因子としては外科的なテクニック、骨移植材の選択・安定性、治癒期間、インプラントの埋入時期、膜の露出などである。ただし体積の減少がインプラントの生存率に影響を与えるというエビデンスはない。

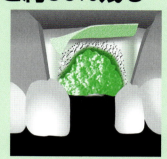

GBR法のバックグラウンド
抜歯後歯槽骨は水平的に約50％吸収し、そのほとんどは3ヵ月以内に起きる[2]。水平的には2.6〜4.6mm、垂直的には0.4〜3.9mmといわれている[3]。インプラントを理想的な位置に埋入するためにはこのような部位に対して骨造成を行う必要がある。

GBR法は歯周治療で用いられたGTR法を応用して1988年にDahlinらによって考えらえた骨造成法である[4]。広く臨床応用され、研究報告されているが、そのほとんどは骨の造成量に関するものであり、骨造成後の吸収に関するものは少ない。

また骨移植材料の種類も多く、単体または混合比、さらにはメンブレンの吸収性、非吸収性といったものを考えると、その組み合わせは多種多様であるため単純に比較できる研究が少ない。

骨吸収の少ないGBR法
腸骨ブロック骨移植と比較するとGBRの骨吸収は小さい。骨移植材料の種類に関しては、多くの臨床研究でBio-Oss®と自家骨または他の移植材料との混合物を使用している。吸収の速度の違う移植材料を混ぜることで、Bio-Oss®などの吸収が遅い移植材料は新生骨が生育するための良い足場となり、また骨造成部の吸収を抑制してボリュームを維持する。

また膜の露出等によって骨造成量を減少させないように、基本的な外科術式、たとえば軟組織による創の完全閉鎖、血餅の維持、骨造成部のスペースの確保、移植材を安定させるためのメンブレンの固定なども重要である。早期の膜の露出はインプラント埋入時に再度骨造成が必要になることがあるが、非吸収性膜での露出に対して機械的・化学的な感染予防を行えばインプラント埋入には影響を与えない。

術後は骨造成部位に圧がかからないようにするため、治癒期間中の可撤式補綴装置などの使用は厳禁である。

GBR法における骨吸収の測定法
造成した骨の体積の維持は治療を成功に導くための重要な因子である。体積の測定は従来のX線写真では正確に評価できなかったが、コーンビームCT（CBCT）が登場して移植部位の三次元的計測ができるようになった[5]。

従来はコントロールされた研究が少なく、CBCTによる研究が今後増えることによって正確な計測値が期待される。

CQ.04 GBRした骨は何％残るものなのか？

構造化抄録1（骨残存率84％）

1．書誌情報

タイトル（日本語）	上顎の骨吸収を有する患者の腸骨ブロック骨移植とGBR法による骨造成の臨床的・三次元放射線学的評価
タイトル（英語）	Clinical and 3-Dimensional Radiographic Evaluation of Autogenous Iliac Block Bone Grafting and Guided Bone Regeneration in Patients With Atrophic Maxilla.
著者名	Gultekin BA, Cansiz E, Borahan MO.
雑誌名，巻：頁	J Oral Maxillofac Surg 2017; 75(4): 709-722.

2．構造化抄録

目的	上顎の骨吸収を有する患者の腸骨ブロック骨移植とGBR法における移植骨の吸収の割合を評価すること
研究デザイン	症例対照研究（後向き研究）
研究施設	イスタンブール大学歯学部口腔インプラント講座（トルコ）
対象	39名の患者（GBR：21名、腸骨ブロック骨移植：18名） 174本のインプラント（GBR：78、腸骨ブロック骨移植：96）
介入	GBR：移植部位周囲の自家骨または下顎枝からの骨小片とBio-Oss®を1：1で混和し移植、吸収性メンブレンでカバー IBG：腸骨から骨ブロックを採取し、移植部に適合させピンで固定。術前・術後の状態をCBCTで撮影し、移植材のボリュームの減少率を分析
結果	移植骨のボリュームの減少率（咬合負荷後、GBR手術後30ヵ月） GBR：15.87±1.99％（垂直的；16.52±1.32％、水平的；15.36±2.31％） IBG：41.62±6.97％（垂直的；42.34±6.14％、水平的；40.79±7.97％）
主要評価項目とそれに用いた統計学的手法	主要評価項目：①骨造成法と骨吸収率、②骨造成量、骨移植の成功、インプラント埋入トルク、口腔前庭拡張術の必要性
結論	腸骨ブロック骨移植もGBR法による骨造成もインプラント埋入に十分な骨造成ができるが、腸骨ブロック骨移植の吸収はGBRに比較して有意に大きい。

Abstractor Comments

骨造成の際は移植材の**吸収を考慮して治療方法の選択をすべき**です。GBRにおいても自家骨とBio-Oss®を1：1で混和していますが、混和比の違いや他の移植材料の場合における吸収率の違いについての研究も期待されます。CBCTにより正確なボリュームの計測ができるようになりましたが、厳密には既存骨、移植骨、スクリュー、ピン、メンブレンの容積もすべて含まれてしまいます。また**この研究は後向き研究であるため、術前の骨の状態が明確ではありません。**

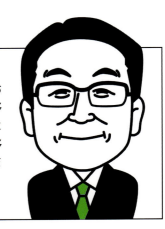

GBRした骨は何%残るものなのか？ CQ.04

構造化抄録2（骨残存率87.5%）

1. 書誌情報

タイトル（日本語）	上顎歯槽堤の水平的骨吸収に対して口腔内から採取したブロック骨またはGBR法で骨造成した後の骨吸収率の比較
タイトル（英語）	Comparison of Bone Resorption Rates after Intraoral Block Bone and Guided Bone Regeneration Augmentation for the Reconstruction of Horizontally Deficient Maxillary Alveolar Ridges.
著者名	Gultekin BA, Bedeloglu E, Kose TE, Mijiritsky E.
雑誌名, 巻：頁	Biomed Res Int 2016; 2016: 4987437. Epub 2016 Oct 26.

2. 構造化抄録

目的	インプラント埋入前の上顎の水平的骨吸収に対し、下顎枝のブロック骨移植（RBG）やGBR法による骨造成後のボリューム変化について比較する。
研究デザイン	症例対照研究（後向き研究）
研究施設	イスタンブール大学歯学部口腔インプラント講座（トルコ）
対象	24名、28部位（GBR：15部位、RGB：13部位） 41本のインプラント（GBR：23本、RBG：18本）
介入	GBR：周囲の自家骨削片とBio-Oss®を1：1で混和し移植、吸収性メンブレンを設置。 RBG：下顎枝から骨ブロックを採取し、移植部にピンで固定。既存骨との隙間をBio-Oss®で埋めて、メンブレンなしに弁を閉鎖。術前・術後の状態をCBCTで撮影し、移植材のボリュームの減少率を分析。
主要評価項目とそれに用いた統計学的手法	主要評価項目：骨の造成量、移植材のボリュームの減少率（CBCT）、インプラント埋入トルク
結果	移植骨のボリュームの減少率はRGB群よりGBR群で有意に高い。 （GBR：12.48±2.67%、RBG：7.20±1.40%） しかし、治癒後の骨の造成量と骨幅の平均値はRBG群よりもGBR群で有意に大きい。
結論	下顎枝ブロック骨移植とGBRはともにインプラント埋入に十分な量と質の硬組織造成をすることができるが、GBRのほうが吸収が大きい。

Abstractor Comments

腸骨のブロック骨移植はGBR法よりも吸収が大きいものの、**下顎枝のブロック骨移植ではGBR法よりも吸収が少なくなっています。** 採取する部位によって吸収率が異なるため、骨移植材等を用いて吸収量をコントロールする必要があります。

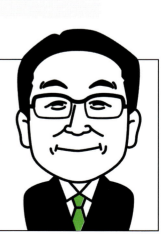

CQ.04 GBRした骨は何％残るものなのか？

構造化抄録3（骨残存率50％）

1. 書誌情報

タイトル（日本語）	局所的な歯槽堤増大術のために同種海綿骨粒子移植とウシの心膜を併用した前向き多施設研究
タイトル（英語）	A Prospective, Multicenter Study of Bovine Pericardium Membrane with Cancellous Particulate Allograft for Localized Alveolar Ridge Augmentation.
著者名	Sterio TW, Katancik JA, Blanchard SB, Xenoudi P, Mealey BL.
雑誌名，巻：頁	Int J Periodontics Restorative Dent 2013; 33: 499–507.

2. 構造化抄録

目的	ウシ心膜を使ったメンブレンと他家骨海綿骨細粒を用いて行う側方への骨造成の効果を臨床的・放射線学的に評価すること
研究デザイン	n-RCT、前向き多施設研究
研究施設	テキサス大学サンアントニオ校ヘルスサイエンスセンター、歯周病学講座（アメリカ）
対象	44名（男性11名、女性33名） 上顎27部位・下顎17部位、1歯欠損30部位・複数歯欠損14部位、前歯部22症例・臼歯部22症例
介入	他家骨非脱灰海綿骨顆粒とウシ心膜メンブレンで水平的骨造成を行い、6〜6.5ヵ月後にインプラントを埋入する際、骨幅・骨高径を計測。骨栓を採取し組織形態学的評価を行った。CBCTを術前、術後に撮影。垂直的な骨の高さと歯槽堤幅について分析。
主要評価項目とそれに用いた統計学的手法	主要評価項目：臨床上およびX線上での骨の増加量および骨移植材料の吸収量、骨造成部位での組織形態学的評価
結果	臨床的骨幅の増加は平均2.61mmで、X線学的には歯槽頂から3mm根尖側で平均1.65mm、6mm根尖側で1.93mmであった。 平均約50％の移植材料が治癒期間中に消失または吸収した。組織学的には治癒6ヵ月後で約58％が新生骨、12％が移植骨の残りで、30％が軟組織であった。
結論	インプラント埋入前に、ウシ心膜を使ったメンブレンと他家骨海綿骨顆粒を用いて行う側方への骨造成は予知性のある術式である。

Abstractor Comments

GBRでどのくらいの量の骨移植を行うと骨幅がどのくらい増加して、治癒期間中に移植材がどのくらい吸収するのかを示唆しましたが、**GBR時の移植骨量と治癒期間中の吸収量には相関関係は認められません**でした。また患者の年齢・性別、外科処置部位の長さ、前歯部・臼歯部、上顎・下顎での有意差は認められませんでした。

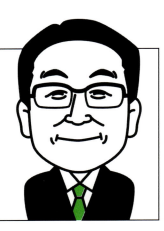

構造化抄録4（骨残存率 AB:55%, BS or CG:77-82%）

GBRした骨は何%残るものなのか？　CQ.04

1. 書誌情報

タイトル（日本語）	上顎洞骨造成における経時的体積変化：システマティックレビュー
タイトル（英語）	Volume changes of maxillary sinus augmentations over time: a systematic review.
著者名	Shanbhag S, Shanbhag V, Stavropoulos A.
雑誌名，巻：頁	Int J Oral Maxillofac Implants 2014; 29(4): 881-892.

2. 構造化抄録

目的	ヒトにおける異なる移植材による上顎洞骨造成の移植材の経時的三次元的体積変化に関する論文をシステマティックレビューすること
研究デザイン	システマティックレビュー
研究施設	マルメ大学歯学部歯周病学講座（スウェーデン）
使用データベース	MEDLINE, EMBASE, CENTRAL, Google, Google Scholar
対象	7つの対照研究と5つの非対照研究（n＝234　SAs）
介入	自家骨（AB：骨小片またはブロック骨）、骨移植材料単体（BS）または他の骨移植材料と混合したもの（GC）を用いて上顎洞の骨造成。10部位以上の上顎洞骨造成を行い、6ヵ月以上経過したもの。CTまたはCBCTで評価したもの。骨造成部の経時的体積の変化を評価。
主要評価項目とそれに用いた統計学的手法	主要評価項目：骨移植材料のボリュームの経時的変化
結果	体積減少率： 自家骨；約45％（77部位） 骨移植材料単体または混合物；18〜23％（142部位） すべての研究で体積の減少のばらつきが大きく、骨移植材料の種類による有意差は認められなかった。また体積の減少と時間との関係も明らかにならなかった。
結論	すべての上顎洞骨造成部の体積の減少は治癒の早い段階で起こる。体積の減少は骨移植材単体または混合物を用いたほうが、自家骨を用いたものに比較して少ない。しかし、この体積の減少がインプラントの同時埋入や生存率に影響を与えるというエビデンスはない。

Abstractor Comments

これらの論文の多くは術後6ヵ月の体積変化を測定しているものが多く、データのばらつきや偏りが大きいと考えられるため、注意を要します。今後はよくデザインされた対照研究が期待されます。

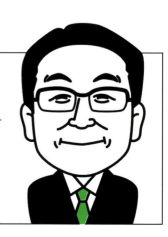

CQ.04 GBRした骨は何％残るものなのか？

構造化抄録に対する解説

骨移植材料のゴールドスタンダードは自家骨といわれているが、ボリュームの維持に関して見ると異種移植材料や人工骨を用いたほうが有利と考えられる。

構造化抄録3では、臨床的な骨幅の増加は平均2.6mmで44名中38名はインプラント埋入可能であった。しかし骨造成後6ヵ月で骨移植材料の約50％が吸収していた。インプラント埋入時に採取した骨造成部位の組織学的検索では、新生骨が約58％で、12％が骨移植材料の残りで、30％が軟組織であった。

構造化抄録1では、上顎に骨吸収を有する患者21名にGBR法で骨造成を行い、腸骨ブロック骨移植（IGB）の場合と比較した。骨移植材料として骨造成部位の周りや下顎枝から採取した自家骨小片とBio-Oss®を1：1で混ぜたものを用い、吸収性・非吸収性メンブレンでカバーし、ピンで固定して弁を閉鎖した。水平的GBRの場合は6ヵ月、垂直的GBRの場合は9ヵ月の治癒期間を置き、インプラント埋入し上部構造装着して負荷をかけた後にCBCT上でボリュームの変化を測定した。GBR法で骨造成した場合の移植骨のボリュームの吸収率の平均は約16％（残存率84％）であり、IGBでは約42％吸収した（残存率58％）。

また構造化抄録2では、同様に上顎骨吸収部位に水平的な骨造成を、GBR法と下顎枝のブロック骨移植（RGB）で行った。GBRは骨造成部位周辺の自家骨小片とBio-Oss®を1：1に混和して移植し、吸収性膜（Bio-Gide）で覆い弁を閉鎖した。GBRで6～7ヵ月、RGBで4ヵ月の治癒期間後CBCTで計測を行った。その結果GBR法での吸収率は平均約12.5％（残存率87.5％）、RGBで約7.2％（残存率92.8％）であった。このことから自家骨とBio-Oss®を1：1で混和したものを移植しメンブレンでカバーした場合は12～16％の吸収が認められる。ブロック骨に関しては腸骨は吸収が大きいが、下顎枝から得られたブロック骨はGBR法よりも吸収が少ないという結果が得られた。

構造化抄録4では、自家骨または骨の代用材単独あるいは他の材料との混合移植材が用いられた。自家骨では術後6ヵ月～6年で45％が吸収するが、代用骨単体または混合移植材料では18～22％と比較的少ない。移植材料の種類による経時的変化に有意差はないが、長期的なデータが不十分なためボリュームの減少と時間との関係性は見い出せなかった。GBRにおいては年齢・性別・埋入トルク値は吸収量に影響を与えないが、腸骨ブロック骨移植では、年齢・性別・埋入トルク値と吸収量には相関関係が認められた。男性より女性の患者で、またインプラントの埋入トルク値が大きいほうが移植材の吸収が大きかった。

ボリュームの減少は、サイナスリフト後の治癒の早い段階である程度起こる。一般的にBio-Oss®などの吸収の遅い骨移植材は自家骨を使用したものよりボリュームの減少が少ない。ボリュームの減少はインプラント埋入に影響を与える可能性はあるが埋入後のインプラント生存率に影響を与えるものではないと考えられる。

臨床家はGBRまたはブロック骨移植で骨造成を行う場合、骨のボリュームの変化を予想したうえで治療計画を立案する必要がある。

参考文献

1. Kühl S, Payer M, Kirmeier R, Wildburger A, Wegscheider W, Jakse N. The influence of bone marrow aspirates and concentrates on the early volume stability of maxillary sinus grafts with deproteinized bovine bone mineral - first results of a RCT. Clin Oral Implants Res 2014;25(2):221-225.
2. Schropp L, Wenzel A, Kostopoulos L, Karring T. Bone healing and soft tissue contour changes following single-tooth extraction: A clinical and radiographic 12-month prospective study. Int J Periodontics Restorative Dent 2003;23: 313-323.
3. Heggeler JM, Slot DE, Van der Weijden GA. Effect of socket preservation therapies following tooth extraction in non-molar regions in humans: A systematic review. Clin Oral Implants Res 2011; 22:779-788.
4. Dahlin C, Linde A, Gottlow J, Nyman S. Healing of bone defects by guided tissue regeneration. Plast Reconstr Surg 1988;81(5):672-676.
5. Gultekin BA, Cansiz E, Borahan O, Mangano C, Kolerman R, Mijiritsky E, Yalcin S. Evaluation of Volumetric Changes of Augmented Maxillary Sinus With Different Bone Grafting Biomaterials. J Craniofac Surg 2016;27(2):e144-148.

05 即時荷重は本当に有効なのか？

A.05 十分な初期固定をもったインプラントに適切な補綴装置を装着可能な際、即時荷重は有効な治療法となる

結論
即時荷重インプラントは単独歯欠損症例から無歯顎症例に至るまで、待時荷重や早期荷重と同等の残存率が示されており、有効な治療法と考えられる。しかし、臨床研究で即時荷重が応用されている症例には一定以上の初期固定を有するといった制限があり、適用は十分に考慮する必要がある。

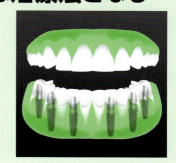

即時荷重の否定から始まった近代インプラント

古来インプラント臨床は一回法で行われており、1901年にGreenfieldが二回法インプラントを開発したものの、基本仕様は永らく変わらなかった。しかし、一回法インプラントは支台部を通常備え、いわゆる即時荷重をスタンダードとしていたために、埋入当初から加わる負荷によって骨結合が阻害されることが問題だった。二回法インプラントはその問題を克服するために有効であり、Brånemarkによる二回法の採用は即時荷重の否定から始まったといっても過言ではない。

微小動揺のコントロールと即時荷重の復活

Brånemarkの荷重プロトコルは3～6ヵ月の治癒期間をおいて、オッセオインテグレーション獲得を目指す、いわゆる待時荷重だった[1]。しかし埋入時のインプラントの動揺を閾値以下に抑えることによってオッセオインテグレーションの獲得が可能であることがManiatopoulosら[2]により報告され、即時荷重インプラントを成功に導く理論的背景が整った。

即時荷重の現在の位置

1997年のSchnitmanら[3]による報告では即時荷重インプラントの残存率は84.7％とあまり芳しくなかった。

しかし、近年のIT技術の発展が、X線CTによる顎骨の定量的かつ定性的情報の提供、シミュレーションソフトによるそれら情報の解析と診断、手術用ガイドによる埋入位置再現や即時修復装置の作製に大いに貢献したことにより、即時荷重インプラント治療へのサポートは飛躍的に増大した。さらに、即時荷重に不可欠な初期固定の定量方法として埋入トルク値やISQ値の測定が一般化され、これらの値は統一的に解釈されるまでには至っていないが、即時荷重実施の規準として臨床に貢献するようになった。これらにより、即時荷重は荷重プロトコル内のレギュラーポジションを占めることとなった。

荷重プロトコルの再確認

現在の即時荷重、早期荷重、待時荷重の定義は以下の通りである。即時荷重はインプラント埋入から1週間以内、早期荷重は1週間から2ヵ月の間、待時荷重は2ヵ月以上経過後に荷重すると定義されている。表記されている期間こそ異なるが、従来の区分はここに矛盾なく収められている。また、即時荷重は咬合接触の有無により、機能性（functional）と非機能性（non-functional）に区別して扱われていたが、現在では修復物が装着されていれば押しなべて即時荷重と称している。

CQ.05 即時荷重は本当に有効なのか?

構造化抄録1（Positive）

1. 書誌情報

タイトル（日本語）	10年間の多施設RCT研究の報告：部分欠損患者におけるインプラントの非機能即時荷重と早期荷重の比較
タイトル（英語）	A 10-year report from a multicentre randomised controlled trial: Immediate non-occlusal versus early loading of dental implants in partially edentulous patients.
著者名	Zuffetti F, Esposito M, Galli F, Capelli M, Grandi G, Testori T.
雑誌名，巻：頁	Eur J Oral Implantol 2016; 9（3）: 219-230.

2. 構造化抄録

目的	非機能即時荷重もしくは早期荷重でインプラント治療を行った部分欠損患者の10年後におけるインプラント周囲骨と軟組織のレベルを比較すること
研究デザイン	RCT
研究施設	Section of Implantology and Oral Rehabilitation, Department of Odontology, IRCCS Galeazzi, Department of Biomaterials, The Sahlgrenska Academy at Göteborg University（スウェーデン），Department of Obstetrics, Gynaecology and Paediatrics, University of Modena and Reggio Emilia（イタリア）
対象	部分欠損患者52名
介入	25名は即時荷重群（48時間以内に暫間補綴装置装着、2ヵ月後に full occlusion）27名は早期荷重群（2ヵ月後に荷重）に割り当て、10年経過後に臨床パラメータを評価した。
主要評価項目とそれに用いた統計学的手法	主要評価項目1：補綴装置の失敗、インプラントの喪失、併発症 統計学的手法1：Fisherの正確確率検定 主要評価項目2：インプラント周囲骨のレベル、軟組織のレベル 統計学的手法2：一元配置分散分析
結果	補綴装置の失敗、インプラントの喪失、併発症に関して両群で有意差なし 機能10年後のインプラント周囲骨のレベル、軟組織のレベルに関して両群で有意差なし 10年後の平均骨吸収は即時荷重群で1.34mmと早期荷重群で1.42mm、平均粘膜退縮は即時荷重群で0.38mmと早期荷重群で0.25mm
結論	良好なメインテナンスが行われている場合は、即時荷重、早期荷重ともに機能10年後において、併発症は見られず、健康で安定したインプラント周囲組織が維持される。

Abstractor Comments

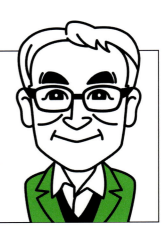

本研究の即時群は、埋入直後に補綴装置を装着するが荷重は与えない non-occlusal immediate loading です。咀嚼に直接はかかわらないものの、食物の介在により一定の荷重が埋入直後から加わると考えられます。即時群25例に対してインプラント総数52本、早期群27例に対して52本であり、少数歯欠損症例が対象となります。抜歯直後埋入が即時群で6例、早期群で9例あったことも考慮の必要があります。

即時荷重は本当に有効なのか？　CQ.05

構造化抄録2（Negative）

1. 書誌情報

タイトル（日本語）	通常荷重と比較した即時荷重の修復装置別臨床効果：システマティックレビュー
タイトル（英語）	Clinical efficacy of immediate implant loading protocols compared to conventional loading depending on the type of the restoration: a systematic review.
著者名	Sanz-Sánchez I, Sanz-Martín I, Figuero E, Sanz M.
雑誌名，巻：頁	Clin Oral Implants Res 2015; 26(8): 964-982.

2. 構造化抄録

目的	即時荷重が通常荷重と同等の臨床結果を出すか修復装置別に検証する
研究デザイン	システマティックレビューとメタアナリシス
研究施設	Section of Graduate Periodontology, University Complutense（スペイン）
使用データベース	The National Libraly of Medicine, Embase, Cochrane Central Register of Controlled Trials（2013年9月までの刊行）
対象論文数／抽出論文数	29／479
主要評価項目とそれに用いた統計学的手法	主要評価項目：修復装置に応じたインプラント脱落、辺縁骨レベル、生物学的・技術的併発症、修復装置の範囲、タイプ、材質、咬合接触状態 統計学的手法：メタ分析（Mantel-Haenzel法、DerSimonian-Laired法）
結果	即時荷重はインプラント脱落のリスクが高い 即時荷重は骨吸収が少ない 即時荷重ではISQ値の上昇が小さい 即時荷重の残存率は通常荷重と同様に高い 単独インプラントの即時荷重はフルアーチ補綴の即時荷重よりリスクが大きい
結論	即時荷重は通常荷重と比べてインプラント脱落のリスクを高める可能性がある。

Abstractor Comments

患者1,365名、インプラント2,669本を対象とした研究です。即時荷重のインプラント残存率は高く、29論文中13の論文で即時荷重インプラントの脱落が0本であったものの、メタ分析では即時荷重の脱落リスクが高くでたことは興味深いといえます。修復装置に応じた結果も分析しており、**フルアーチ症例では部分欠損症例より脱落リスクが低く、クロスアーチの効果が類推されます。**

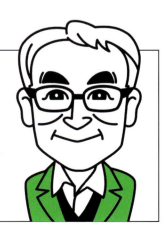

CQ.05 即時荷重は本当に有効なのか？

構造化抄録3 (No Answer)

1. 書誌情報

タイトル（日本語）	インプラントの荷重プロトコルについての合意声明および臨床的推奨事項
タイトル（英語）	Consensus statements and clinical recommendations for implant loading protocols
著者名	Gallucci GO, Benic GI, Eckert SE, Papaspyridakos P, Schimmel M, Schrott A, Weber HP
雑誌名，巻：頁	Int J Oral Maxillofac Implants 2014; 29 Suppl: 287-290

2. 構造化抄録

目的	インプラントの荷重プロトコルに対する声明と臨床的推奨事項をまとめる
研究デザイン	メタ分析を併用したシステマティックレビュー4編から推奨事項をまとめた
研究施設	ITIコンセンサス会議
対象	Benic GI, Mir-Mari J, Hämmerle CH. Loading protocols for single-implant crowns: a systematic review and meta-analysis. Int J Oral Maxillofac Implants 2014;29 Suppl:222-238. Schrott A, Riggi-Heiniger M, Maruo K, Gallucci GO. Implant loading protocols for partially edentulous patients with extended edentulous sites--a systematic review and meta-analysis. Int J Oral Maxillofac Implants 2014;29 Suppl:239-255. Papaspyridakos P, Chen CJ, Chuang SK, Weber HP. Implant loading protocols for edentulous patients with fixed prostheses: a systematic review and meta-analysis. Int J Oral Maxillofac Implants 2014;29 Suppl:256-270. Schimmel M, Srinivasan M, Herrmann FR, Müller F. Loading protocols for implant-supported overdentures in the edentulous jaw: a systematic review and meta-analysis. Int J Oral Maxillofac Implants 2014;29 Suppl:271-286.
介入	部分欠損患者における単独インプラント、複数歯欠損患者、無歯顎患者の固定性補綴装置、無歯顎患者のオーバーデンチャーそれぞれに対する荷重プロトコルを評価した。
結果	初期固定性が十分、全身的局所的禁忌症がない、臨床的利益が大きい場合は即時荷重が推奨される上顎前歯部、下顎臼歯部複数欠損への即時荷重を推奨するエビデンスは不足している。
結論	インプラントの初期固定性、欠損部顎骨状態、患者の状態が望ましくない場合は通常荷重が推奨される。

Abstractor Comments

欠損形態に応じたガイドラインが示されており、それぞれに対して即時荷重に関する否定的な見解は述べられていません。しかし、**さまざまな治療の修飾因子が存在する場合は通常荷重が推奨**されており、慎重かつ保守的な見解が示されています。

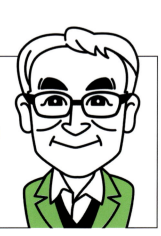

即時荷重は本当に有効なのか？　CQ.05

構造化抄録4 (No Answer)

1. 書誌情報

タイトル（日本語）	早期荷重や通常荷重と比較したインプラント修復装置への即時荷重：メタ分析
タイトル（英語）	Immediate loading for implant restoration compared with early or conventional loading: A meta-analysis.
著者名	Zhang S, Wang S, Song Y.
雑誌名，巻：頁	J Craniomaxillofac Surg 2017; 45(6): 793-803.

2. 構造化抄録

目的	即時荷重が早期荷重や通常荷重と比べて臨床的、放射線学的に劣った結果を示すか検証する
研究デザイン	システマティックレビューとメタ分析
研究施設	State Key Laboratory of Military Stomatology, Department of Implant Dentistry, School of Stomatology, The Fourth Military Medical University（中国）
使用データベース	The National Libraly of Medicine, Embase（2015年8月までの刊行）
対象論文数／抽出論文数	29／1936
主要評価項目とそれに用いた統計学的手法	主要評価項目：インプラントの喪失、辺縁骨レベル、ISQ値 統計学的手法：メタ分析（Mantel-Haenzel法、DerSimonian-Laired法）
結果	喪失率は即時荷重と非即時荷重で有意差がなかった。 辺縁骨レベルの変化も即時荷重で非即時荷重より有意に小さかった。 通常荷重のみと比べると即時荷重の喪失率は有意に高く、ISQ値は有意に小さかった。
結論	即時荷重は早期荷重や通常荷重と比べて劣っていない。

Abstractor Comments

1,526名の患者に対する1,342本の即時荷重インプラントと1,279本の非即時荷重インプラントが対象となりました。即時荷重は、埋入後72時間以内に機能的もしくは非機能的荷重を加えたものと定義されています。即時荷重は、通常荷重と早期荷重を含めた非即時荷重に対しては同等の結果を示しましたが、通常荷重のみと比較すると必ずしも同等の結果とはなりませんでした。

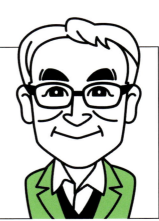

CQ.05 即時荷重は本当に有効なのか？

構造化抄録に対する解説

即時荷重は欠損形態によって手法が大きく異なり、一元的な理解はリスクを伴う。

構造化抄録1は少数歯欠損が対象で、即時荷重には咬合接触のない暫間補綴装置を用いている。Gjelvoldら[4]は上顎1歯欠損症例で即時荷重と待時荷重を比較し同等の臨床成績を報告しているが、即時補綴装置の咬合接触は中心位でのlight contactである。また、構造化抄録2には1歯欠損症例の即時荷重はフルアーチ症例より脱落リスクが有意に高いとあり、理由として咬合力が直接的にインプラントに作用する危険性をあげている。これらから少数歯欠損での即時補綴装置は咬合付与に十分な考慮が必要であることがわかる。

1歯欠損症例の残存率を即時と待時で比べたOttoniら[5]は、インプラント脱落リスクは埋入トルクのみに有意差があり、インプラントの長さと径、埋入部位、骨質、骨量は関連がなかったとしている。このように即時荷重での初期固定は重要であり、構造化抄録3では1歯欠損症例の即時荷重に必要な初期固定値は埋入トルク＞20〜45Ncm、ISQ値＞60〜65とされている。

複数歯欠損の即時荷重を調べたSchrottら[6]は荷重後3ヵ月以内のインプラント脱落が多いことを述べている。これも咬合付与法、初期固定性が即時荷重に影響することを示している。

無歯顎症例の即時荷重には固定性補綴と可撤性補綴がある。Papaspyridakosら[7]による固定性補綴のレビューでは、上下顎ともローディングプロトコールの違いによる残存率の有意差はなかった。そのほとんどはフルアーチタイプであり、クロスアーチ構造が有効に作用したと考えられる。また、無歯顎症例の即時荷重に必要な初期固定値は埋入トルク＞30Ncm、ISQ値＞60とされている。なお無歯顎症例の固定性即時補綴装置への咬合付与には様々な工夫があるが、ナラティブベースに止まっている。

Schimmelら[8]による無歯顎の可撤性症例のレビューでは、即時荷重が待時荷重より残存率が有意に低い。Schincagliaら[9]によるRCT論文は即時荷重と待時荷重を同等に評価しているものの、ランダム化で即時荷重グループに振り分けられた被験者が、埋入トルクが20Ncm以下の場合には研究から除外されており、正当な比較の困難さが感じられる。なお、可撤性症例のデータはほとんどが下顎のもので、上顎のデータは十分といえない。

構造化抄録4では即時荷重が非即時荷重より臨床評価が劣っていないとしながらも、手技等の改善の必要を強調し、保守的姿勢を堅持している。即時荷重は、患者の利益を十分吟味して応用する必要があろう。

表1 荷重プロトコールの変遷

	年	即時荷重	早期荷重	通常荷重	遅延荷重	用語解説
バルセロナコンセンサス	2002	＜24時間	＞24時間 ＜3〜6ヵ月	3〜6ヵ月	＞3〜6ヵ月	非咬合性荷重：中心咬合位で咬合接触を付与させない修復
ITIコンセンサス	2003	＜48時間	＞48時間 ＜3ヵ月	3〜6ヵ月	＞3〜6ヵ月	即時修復：咬合接触を付与させない即時荷重
EAO	2003	＜72時間	-	＞3ヵ月（下顎） ＞6ヵ月（上顎）	＞3〜6ヵ月	即時修復もしくは非機能即時荷重：インプラント埋入後72時間以内の咬合接触を付与させない修復
Cochranレビュー	2008	＜1週	＞1週 ＜2ヵ月	＞2ヵ月	-	即時荷重：咬合接触の有無を問わない

参考文献

1. Szmukler-Moncler S, Salama H, Reingewirtz Y, Dubruille JH. Timing of loading and effect of micromotion on bone-dental implant interface: review of experimental literature. J Biomed Mater Res. 1998 Summer;43(2):192-203.
2. Maniatopoulos C, Pilliar RM, Smith DC. Threaded versus porous-surfaced designs for implant stabilization in bone-endodontic implant model. J Biomed Mater Res 1986;20:1309-1333.
3. Schnitman PA, Wöhrle PS, Rubenstein JE, DaSilva JD, Wang NH. Ten-year results for Brånemark implants immediately loaded with fixed prostheses at implant placement. Int J Oral Maxillofac Implants 1997;12(4):495-503.
4. Gjelvold B, Kisch J, Chrcanovic BR, Albrektsson T, Wennerberg A. Clinical and radiographic outcome following immediate loading and delayed loading of single-tooth implants: Randomized clinical trial. Clin Implant Dent Relat Res 2017;19(3):549-558.
5. Ottoni JM, Oliveira ZF, Mansini R, Cabral AM. Correlation between placement torque and survival of single-tooth implants. Int J Oral Maxillofac Implants 2005;20:769-776.
6. Schrott A, Riggi-Heiniger M, Maruo K, Gallucci GO. Implant loading protocols for partially edentulous patients with extended edentulous sites--a systematic review and meta-analysis. Int J Oral Maxillofac Implants 2014;29 Suppl:239-255.
7. Papaspyridakos P, Chen CJ, Chuang SK, Weber HP. Implant loading protocols for edentulous patients with fixed prostheses: a systematic review and meta-analysis. Int J Oral Maxillofac Implants. 2014;29 Suppl:256-270.
8. Schimmel M, Srinivasan M, Herrmann FR, Müller F. Loading protocols for implant-supported overdentures in the edentulous jaw: a systematic review and meta-analysis. Int J Oral Maxillofac Implants. 2014;29 Suppl:271-286.
9. Schincaglia GP, Rubin S, Thacker S, Dhingra A, Trombelli L, Ioannidou E. Marginal Bone Response Around Immediate- and Delayed-Loading Implants Supporting a Locator-Retained Mandibular Overdenture: A Randomized Controlled Study. Int J Oral Maxillofac Implants 2016;31(2):448-458.

06 即時埋入に予知性はあるのか？

A.06 すべての症例に長期的な予知性があるとはいえず、適した術式選択をすべきである

結論
短期的な審美性の獲得は可能であるが、長期的な安定性については結論が出ていない。また、待時と比較して問題が起こりやすいことも示唆されている。年代により抜歯後即時埋入への考えは変化していると思われ、治療意志決定の参考文献は時代背景を考慮したうえで選択すべきと考える。

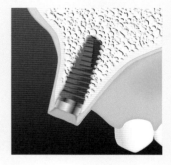

時代のパラダイムシフト

骨結合型インプラント治療が一般的に導入し始められた1980～1990年代初頭のインプラント治療は、いわゆる外科主導型であり、オッセオインテグレーションを確実に得るために、骨量があり骨質が良い部位に埋入することを推奨していた。つまりフラップ弁を大きく開いて、しっかり顎骨を可能な限り明示させ、目視下で確実に手術を行うことが一般的であった。その後、骨造成テクニックが一般的となり、CTが普及するにつれ、既存の骨形態に捉われる必要性が低くなり、また精度の高い事前診断を行うことが可能となり、最終補綴を考慮した補綴主導型のインプラント治療へと移行した[1]。そして2000年代に入り、う蝕管理の概念であるMinimal interventionが広まることにより[2]、歯科医療全体においてパラダイムシフトともいうべき変化が生じた。それまでの侵襲が大きい治療から、患者視点から見た理想的な治療、低侵襲、治療期間短縮化、かつ長期的な成功を実現できる患者主導治療が求められる時代に突入した。

低侵襲、治療期間短縮化への試み

2000年代に入り、患者主導型のインプラント治療は、低侵襲、治療期間短縮がキーワードとして、数々の挑戦的な報告が多くみられるようになり、また同時に、問題も報告されるようになった。その時期に、日本では重大な事故が重なった影響もあり、不確定要素の大きい治療は避けるべきという意見が根強い。

患者と直に向き合う臨床医としては、常に患者の利益向上のために、安心安全かつ低侵襲化・期間短縮が可能なインプラント治療を目指したいところであるが、コンセンサスがなく術者の経験則や技量に基づいて選択されているのが実際であり、治療選択において常に葛藤を感じるところである。

抜歯後即時埋入の予知性

日常臨床で多く遭遇する治療選択のひとつに、抜歯後即時埋入がある。フラップレスかつ抜歯窩・創傷治癒とオッセオインテグレーション獲得が同時に行え、低侵襲・期間短縮を目指す治療には欠かせない選択肢である。

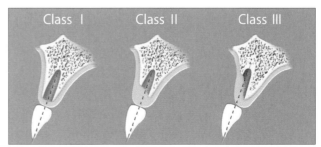

図1 ヘンメルとユングの分類 Class 1～3。抜歯窩骨形態はさまざまである。（一般社団法人日本インプラント臨床研究会（編）．インプラントのための重要12キーワード・ベスト240論文．東京：クインテッセンス出版，2014．）

CQ.06 即時埋入に予知性はあるのか？

構造化抄録1 (Positive)

1. 書誌情報

タイトル（日本語）	上顎前部シングルインプラントの即時埋入とプロビジョナリゼーション：1年間の前向き研究
タイトル（英語）	Immediate placement and provisionalization of maxillary anterior single implants: 1-year prospective study.
著者名	Kan JY, Rungcharassaeng K, Lozada J.
雑誌名，巻：頁	Int J Oral Maxillofac Implants 2003; 18(1): 31-39.

2. 構造化抄録

目的	即時埋入しプロビジョナルレストレーション装着を行った上顎前部単独インプラントの成功率、インプラント周囲組織の反応、および審美的な結果について評価すること
研究デザイン	前向き研究
研究施設	ロマリンダ大学歯学部補綴インプラントセンター（米国）
対象	平均年齢36.5歳（範囲18～65歳）の35名の患者（男性8名、女性27名）
介入	条件を満たした前歯部単独歯へ寸法3.5±13.0mmのインプラント（Replace, Nobel Biocare）を埋入し、3、6、12ヵ月後に1名の試験官が試験とデータ分析を行った。
主要評価項目とそれに用いた統計学的手法	主要評価項目は成功／不合格、骨レベル、プラークインデックス、歯肉レベル、乳頭レベル、関連する合併症。それらの平均値および標準偏差を計算し、ウィルコクソンの符号順位検定と対応のある一元配置分散分析（ANOVA）にて分析、統計的有意性 $P<0.05$。
結果	少なくとも1年の機能（12ヵ月から42ヵ月、平均16.7ヵ月）後、35個のインプラントはすべて安定しており、骨結合を失っていなかった。平均エステティック満足度は9.9であり、インプラント周囲歯肉構造の変化は認められなかった。
結論	前歯部インプラントの即時埋入およびプロビジョナリゼーションは、歯の置換により硬組織および軟質組織構造を維持することによってインプラント周囲の審美性を効果的に最適化することができる。

Abstractor Comments

即時埋入およびプロビジョナリゼーションを行ったクラウンによる前歯部審美シングルクラウンは、**1年（最大42ヵ月）の経過により審美的に満足がいく結果**を得ることができました。使用したインプラントはHAインプラントです。なお、本研究はノーベルバイオケア社より資金提供を受けています。

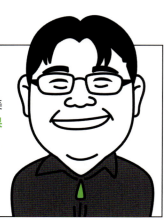

即時埋入に予知性はあるのか？ CQ.06

構造化抄録2（Positive）

1. 書誌情報

タイトル（日本語）	審美的優先度の高い部位における経粘膜的治癒をともなう即時インプラント埋入：多施設ランダム化比較臨床試験1．外科的アウトカム
タイトル（英語）	Immediate implant placement with transmucosal healing in areas of aesthetic priority. A multicentre randomized-controlled clinical trial I. Surgical outcomes.
著者名	Lang NP, Tonetti MS, Suvan JE, Pierre Bernard J, Botticelli D, Fourmousis I, Hallund M, Jung R, Laurell L, Salvi GE, Shafer D, Weber HP; European Research Group on Periodontology.
雑誌名，巻：頁	Clin Oral Implants Res 2007; 18(2): 188-196.

2. 構造化抄録

目的	抜歯部位に即時埋入されたスタンダードタイプのシリンダー型インプラント、ならびに新しいテーパー型の経粘膜型スクリューインプラント（Straumann社製）を比較すること
研究デザイン	RCT
研究施設	Europeanology Group of Periodontology（ERGOPerio, 欧州歯周病リサーチグループ）
対象	スクリーニング後の208名（208本） Straumann インプラント
介入	本ランダム化比較臨床試験におけるアウトカムは、3年の観察期間後に評価された。本研究は骨造成の必要性、治癒に関する事象、インプラントの安定性、ならびに3ヵ月までの患者主導型アウトカムを取り扱う。9つの期間で合計208本のインプラントが抜歯後即時埋入された。
主要評価項目とそれに用いた統計学的手法	主要評価項目：手術時間、創部の裂開、RFAの比較、患者クレーム、術者の使用感評価VAS、さまざまな側面における平均欠陥深さ、さまざまな側面での残存欠陥の平均幅
結果	スタンダードシリンダー型もしくはテーパー型インプラントのどちらであっても、あらゆるデータに統計学的有意差は認められなかった。すべて問題なく治癒した。新しいテーパー型インプラントの妥当性に関する外科担当医の感覚的な好みが明らかに認められた。
結論	このRCT研究により、抜歯後即時埋入後の短時間でのアウトカムに関しては、テーパー型インプラントもスタンダードなシリンダー型インプラントも同程度であることが証明された。

Abstractor Comments

TEとStdの即時埋入による審美部位シングルクラウンの多施設ランダム化比較試験です。12ヵ月観察で、**どちらも有意差はありませんでした**。ITI Foundation、the European Research Group on Periodontology（ERGOPerio）から一部サポートを受けています。また骨補填材料をGeistlich社から提供を受けています。

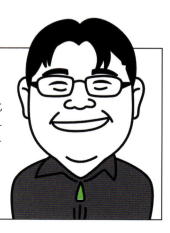

CQ.06 即時埋入に予知性はあるのか？

構造化抄録3（Negative）

1．書誌情報

タイトル（日本語）	即時インプラント埋入の審美的結果
タイトル（英語）	Esthetic outcomes of immediate implant placements.
著者名	Evans CD, Chen ST.
雑誌名，巻：頁	Clin Oral Implants Res 2008; 19(1): 73-80

2．構造化抄録

目的	インプラント単独即時埋入の審美的結果を検討し、これらの結果に影響する可能性のある要因を決定すること
研究デザイン	分析疫学的研究
研究施設	a private specialist prosthodontic practice：民間の補綴専門医医院（著者のオフィス）
対象	上顎および下顎前歯部および小臼歯部における隣接していないシングルインプラントにおいて治療を行った、治療前および治療後の放射線写真および研究模型を含む、完全な臨床記録の入手可能な患者
介入	インプラントショルダーから歯頚部位置までの外形線がゆるやかに移行することによって理想的なクラウンの形態を得るコンセプトにより、即時インプラント埋入プロトコルで埋入された42本の隣接しないシングルインプラントにおける審美的アウトカムを解析した。
主要評価項目とそれに用いた統計学的手法	主要評価項目：クラウン高さの変化と移植の種類、組織のバイオタイプおよび埋入位置との間の平均の差異 統計学的手法：記述統計学、t検定、分散分析（ANOVA）モデル
結果	辺縁部組織の退縮に起因してクラウンの高さに変化を認めたが、インプラントシステム間では有意差を認めなかった。薄いバイオタイプは厚いものより退縮を認めたが有意差なし。頬側に位置するインプラントは舌側よりも3倍退縮しており高い有意差を認めた。
結論	もし審美的アウトカムを達成するならば、抜歯後即時埋入には十分に注意深い症例の選別と高い手術のスキルが必要である。軟組織の安定性と審美的アウトカムに関する長期の前向き研究が必要である。

Abstractor Comments

バイオタイプにより歯肉退縮を認めることを示唆しており、埋入ポジションも唇側寄りになることにより、同様のリスクが認められました。抜歯後即時埋入には**十分に注意深い症例の選別と高い手術のスキルが必要**と結論づけられており、抜歯即時埋入のリスクの高さが示唆されています。COIについて記載はありません。

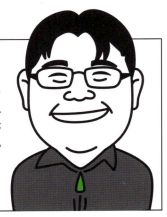

即時埋入に予知性はあるのか？　CQ.06

構造化抄録3 (No Answer)

1. 書誌情報

タイトル（日本語）	抜歯後即時もしくは早期のインプラント埋入：生物学的基礎、臨床手技、結果のレビュー
タイトル（英語）	Immediate or early placement of implants following tooth extraction: review of biologic basis, clinical procedures, and outcomes.
著者名	Chen ST, Wilson TG Jr, Hämmerle CH.
雑誌名，巻：頁	Int J Oral Maxillofac Implants 2004; 19 Suppl: 12-25.

2. 構造化抄録

目的	この論文の目的は即時埋入と待時埋入の生存率と成功率および臨床手技と結果に関して近年の文献のレビューを行うこと
研究デザイン	システマティックレビュー
研究施設	著者の所属
使用データベース	MEDLINE （埋入もしくは待時埋入におけるインプラント治療を受けた患者）
対象論文数／抽出論文数	1990年～2003年6月にかけて出版された文献をMEDLINEで検索。ランダム化および非ランダム化臨床試験、症例対象研究、ケースレポート10症例以上のものを選択した。成功率と残存率の報告には12ヵ月以上経過していることを条件とした。
主要評価項目とそれに用いた統計学的手法	基準に合致する合計31の文献のうち、18から即時埋入および待時インプラントの生存率に関するデータを、19の文献から、即時および待時インプラントの周囲の治癒に関する臨床的、X線写真、およびリエントリーでのデータを分析した。 統計学的手法：メタ分析
結果	31の文献のほとんどが短期の報告であり、埋入時期と造成の手技が無作為化されていなかった。すべての研究が残存率について報告していたが、成功率について記載したものはひとつもなかった。
結論	治癒した顎堤に埋入したインプラントと比較して、即時埋入ならびに待時埋入の短期の残存率と臨床結果は同等であった。

Abstractor Comments

MEDLINEからの論文検索による分析であり、抜歯後即時埋入、待時埋入について短期の残存率や臨床データに有意差はありませんでした。なお、成功率は記されていません。COIの記載はありません。

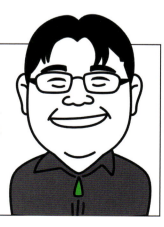

CQ.06　即時埋入に予知性はあるのか？

時代により変わる抜歯即時への評価

　構造化抄録1は2003年、2は2007年に書かれた論文であり、これらの論文ではどちらも抜歯後即時埋入におけるインプラントは問題なく治癒したと結論づけられている。構造化抄録3は2008年で、バイオタイプおよびインプラントポジションにより周囲組織退縮が起こることを示唆している。比較的新しい論文では、抜歯後即時埋入はメリットもあるものの、症例選択を慎重に行うよう警鐘を鳴らすような結論とする論文も散見される[3〜5]。

　時代背景により評価が変わる一方、単純に技術革新された近年のほうが推奨されるわけではない。抜歯後即時埋入の評価をするためには、その変遷を捉える必要がある。

抜歯即時埋入のリスクファクターは何か

　そこでEBMに即した概要を記した成書・ITI Treatment Guideにて、年代における抜歯即時の考え方を比較し、その変遷を捉えることを試みた。なお、抜歯即時は2003年ITIコンセンサス会議においての定義を用いた(**表1**)。Vol.1では抜歯後即時埋入症例の提示は少なく、すべてティッシュレベルインプラントを用いている。抜歯後即時埋入単独のリスクファクターは言及されていないが、審美障害のリスクファクターとして、患者リスクレベル、ワイドプラットフォーム、埋入ポジション(唇側と不適切な埋入深度)、インプラント周囲組織に侵襲を与える外科アプローチとして挙げている[6]。抜歯後即時埋入用インプラントが販売された後のVol.3(2009年)では、Type1の生存率は、Type2および3とほぼ同じであるが、慢性歯周炎が予後不良となるリスク指標であること、プロビジョナリゼーションが失敗率を上げるとしている[7]。そして、Vol.6(2013年)では、粘膜退縮の増加は抜歯後即時埋入に関連して起きており、抜歯後の骨のモデリングは困難であり、歯肉の厚みを獲得できる早期埋入を推奨している[8]。つまり、抜歯即時が可能なインプラントは開発されたが、抜歯部位が埋入に適した組織の状態になるよう周囲組織をコントロールして埋入することが重要であると示唆されており、われわれの認識よりはるかにその適応範囲は狭いように感じる。

まとめ

　抜歯後即時埋入は、低侵襲、治療期間の短縮といった患者利益を目指すものであるが、時代によりその評価は変遷していた。現在は、症例選択が重要であり、第一選択ではないということが示唆されている。近年、デジタルソリューションの進化は目覚ましく、今後、抜歯後即時埋入は患者主体のインプラント治療において、より安全で有用な選択肢となることが期待される。

表1　抜歯後インプラント埋入における時期の分類と記述用語(参考文献7より引用)

分類	記述用語	抜歯後の期間	インプラント埋入における望ましい臨床状況
Type 1	即時埋入(Immediate placement)	0	骨と軟組織の治癒がない抜歯部位
Type 2	軟組織治癒を伴った早期埋入(Early placement with soft tissue healing)	一般に4〜8週	軟組織は治癒しているが著しい骨の治癒は伴っていない抜歯部位
Type 3	部分的な骨治癒を伴った早期埋入(Early placement with partial bone healing)	一般に12〜16週	軟組織の治癒と著しい骨の治癒を伴った抜歯部位
Type 4	遅延埋入(Late placement)	一般に6ヵ月以上	完全に治癒した抜歯部位

参考文献

1. 尾関雅彦．クリニカル・テクノロジー低侵襲インプラントの実際．Dental Medicine Research 2013;33(1):109-115.
2. Frencken JE, Peters MC, Manton DJ, Leal SC, Gordan VV, Eden E. Minimal intervention dentistry for managing dental caries - a review: report of a FDI task group. Int Dent J 2012;62(5):223-243.
3. Tonetti MS, Cortellini P, Graziani F, Cairo F, Lang NP, Abundo R, Conforti GP, Marquardt S, Rasperini G, Silvestri M, Wallkamm B, Wetzel A. Immediate versus delayed implant placement after anterior single tooth extraction: the timing randomized controlled clinical trial. J Clin Periodontol 2017;44(2):215-224.
4. Esposito M, Zucchelli G, Cannizzaro G, Checchi L, Barausse C, Trullenque-Eriksson A, Felice P. Immediate, immediate-delayed (6 weeks) and delayed (4 months) post-extractive single implants: 1-year post-loading data from a randomised controlled trial. Eur J Oral Implantol 2017;10(1):11-26.
5. Kinaia BM, Ambrosio F, Lamble M, Hope K, Shah M, Neely AL. Soft Tissue Changes Around Immediately Placed Implants: A Systematic Review and Meta-Analyses With at Least 12 Months of Follow-Up After Functional Loading. J Periodontol 2017;88(9):876-886.
6. D. Buser, U. Belser, D. Wismeijer(編). 勝山英明, 船越栄次(監訳). ITI Treatment Guide Volume 1　審美領域におけるインプラント治療単独歯欠損修復. 東京：クインテッセンス出版, 2007 ; 245-259.
7. S. Chen, D. Buser(編). 勝山英明, 船越栄次(監訳). 第3回ITIコンセンサス会議議事録：抜歯部位へのインプラント埋入. In:ITI Treatment Guide Volume 3　抜歯部位へのインプラント埋入. 東京：クインテッセンス出版, 2009 ; 18-30.
8. D. Wismeijer, S. Chen, D. Buser(編). 黒江敏史, 勝山英明, 船越栄次(監訳). 第3回・第4回ITIコンセンサス会議議事録ならびに文献レビュー. In: 審美領域における複数歯欠損 ITI Treatment Guide Volume 6　審美領域における複数歯欠損. 東京：クインテッセンス出版, 2013 ; 3-42.

07 インプラントオーバーデンチャーの アタッチメントはどれがよいのか？

A.07 インプラントオーバーデンチャーといってもさまざまな使用状況があるため一概に示すことはできない

結論
主なアタッチメントとして、バー、ボール（ロケーター含む）、マグネットが挙げられるが、各アタッチメントの中でも多くの種類があり、加えて各論文の研究デザインにおいてインプラントの本数、位置、使用方法などがさまざまで、最適なアタッチメントの分析は困難。年齢、機能回復、支台の保全、クリアランス、患者の希望、コスト、手の不自由さ（巧緻性）、メインテナンスなども鑑みて選択する。

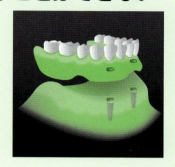

インプラントオーバーデンチャーの現状
インプラントオーバーデンチャー（以下、IOD）は少数のインプラントで高い治療効果が得られ、メインテナンスが容易で治療費が低く抑えられるなど超高齢社会を迎えた現在において注目されている補綴法である。下顎無歯顎の治療法として、総義歯でなくインプラント2本を支台としたIODを第一選択にすべきというMcGill Consensusが2002年カナダで提唱され[1]、これを受けてイギリスでYork Consensus[2]が決議されるなど全世界にIODが広く普及してきている。上顎においてもリップサポート、審美修復、発音において有利である。加えて部分床義歯への応用にも関心が寄せられている。

アタッチメントの比較論文
アタッチメントとしては主にバー、ボール（ロケーター含む）、マグネットがあり、被引用数が多くエビデンスレベルの高い比較論文として次に示す構造化抄録1、2などが挙げられる。しかし、各アタッチメントに対して多くの種類、材料があり、またインプラントの本数、位置、骨上からの着力点の高さによっても大きく作用が関わってくる。加えてインプラント支持様式、インプラント粘膜支持様式、粘膜支持様式なのか、義歯の動きからリジッドIOD、フレキシブルIODのいずれをとるかによっても適切なアタッチメントが変わってしまう。このように各論文の研究デザインの多様さにより、最適なアタッチメントの分析が妨げられ、一概に示すことが困難である。科学的根拠に基づいた治療計画の原則が確立したうえで、アタッチメント間の比較検討が待たれる。

アタッチメントの選択
選択にあたり一般的にいわれている各アタッチメントの主な特徴を示す。バーは技工が複雑で製作費が高いことやデンチャースペースが大きく必要で、清掃性が不利なことが挙げられるが、強い維持力を求めることができインプラント間の連結により、力学的な見地から優れている。なお、断面形状が非緩圧のU型、緩圧の卵型、円型がある。ボール（ロケーターを含む）は小型で連結しなくてよいため適応範囲が広い。ただし義歯の着脱方向に制限があり、インプラント間の平向性が不良だと維持力が強すぎたり、破折をまねくことがある。また、定期的に維持部を交換する必要がある。マグネットは維持力が他と比較すると小さいが、メインテナンスがしやすく、取り外しが楽で高齢者に有利である。インプラントの方向性が不良でも適応可能で、使用に伴う維持力の減衰がないため、定期交換が必要ないことも特長といえる。

CQ.07 インプラントオーバーデンチャーのアタッチメントはどれがよいのか？

構造化抄録 1

1．書誌情報

タイトル（日本語）	2本のインプラント支持の下顎IODにおける補綴的観点と患者満足度：10年間の無作為抽出臨床試験
タイトル（英語）	Prosthetic aspects and patient satisfaction with two-implant-retained mandibular overdentures: a 10-year randomized clinical study.
著者名	Naert I, Alsaadi G, Quirynen M.
雑誌名，巻：頁	Int J Prosthodont 2004; 17(4): 401-410.

2．構造化抄録

目的	バー、ボール、マグネットアタッチメントを用いた2本のインプラントの下顎IODについて、補綴学的観点と患者満足度を比較すること
研究デザイン	RCT
研究施設	School of dentistry, Oral pathology and Maxillofacial Surgery, Catholic University of Leuven, Belgium
対象	総数36名（女性19名、男性17名）平均年齢63.7歳
介入	下顎犬歯相当部にNobelbiocare社製インプラント2本を埋入。無作為に患者を3グループ（卵型ドルダーバー、Dyna engeneering社製マグネット、Nobelbiocare社製ボールアタッチメント）に均等分けし比較
主要評価項目とそれに用いた統計学的手法	主要評価項目：補綴維持力、アバットメント、アタッチメントの故障、軟組織合併症、患者満足度を記録 統計学的手法：一般線形混合モデルとして処理。Turkey's multiple range testで比較
結果	10年後脱落患者を除き、26名で評価。垂直維持力はボールで1,327gと高く、バー1,067g、マグネット219gだった。補綴トラブルはボールではOリング交換とアバットメント増し締め、バーではクリップ増し締め、マグネットでは摩耗と腐食があった。快適性はマグネットが低く、バーでは上顎義歯の安定性が低くなる傾向があった。
結論	ボールは垂直維持力が強く、軟組織の合併症も少なかった。もっとも多い補綴トラブルはOリング交換、マグネットの交換、バーのクリップ増し締めであった。アタッチメント種類によらず患者満足度は高かった。

Abstractor Comments

当初、維持力がバー1,980g、マグネット377g、ボール676gに対して、10年後の維持力はバー1,067g、マグネット219g、ボール1,327gと示されておりますが、Oリングの新品交換が多くあることを考慮する必要があると思われます。また、マグネットは現在の国内マグネットの維持力は約750gあり、耐久性が飛躍的に良くなっていることから、**この結果を現在のバー、ボール、マグネットの比較に適応するのは難しい**と思われます。

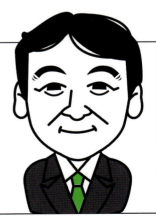

インプラントオーバーデンチャーのアタッチメントはどれがよいのか？　CQ.07

構造化抄録2

1. 書誌情報

タイトル（日本語）	IODの補綴的合併症：システマティックレビュー
タイトル（英語）	Prosthodontic complications with implant overdentures: a systematic literature review.
著者名	Andreiotelli M, Att W, Strub JR.
雑誌名，巻：頁	Int J Prosthodont 2010; 23(3): 195-203.

2. 構造化抄録

目的	義歯の維持安定はIODで改善できるが、アタッチメントの選択に議論の余地がある。IODに用いられるさまざまなアタッチメント機構をもとに、補綴的合併症を明らかにする。
研究デザイン	システマティックレビュー
研究施設	Department of Prosthodontics, school of Dentistry, Albert-Ludwigs University, Freiburg, Germany
使用データベース	MEDLINE、PubMed
対象論文数／抽出論文数	RCT: 4、前向き研究:14／2,631論文
介入	バー、ボール、テレスコープ冠、マグネットで比較
結果	経過観察中の補綴装置のメインテナンス時において違いがあったが、安定性における患者満足度には有意差はなかった。また、インプラント残存率とインプラント周囲の変化においてはアタッチメントの連結の有無は相関関係がなかった。アタッチメントと補綴合併症には相関関係はないといえる。
結論	上顎におけるIODでは、低いインプラント生存率と高頻度の補綴合併症が科学的根拠により示された。研究デザインの多様さにより、IODにおける最適なアタッチメントに対する合併症の適切な分析を妨げている。良くデザインされた長期研究により、科学的根拠に基づいた治療計画の原則が確立されることが必要とされた。

Abstractor Comments

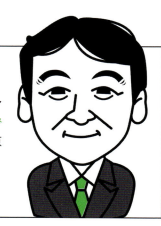

IODのアタッチメント選択を補綴合併症から明らかにするためのシステマティックレビューです。**研究デザインの多様性により一貫性を求めることができず、合併症の適切な分析ができません。** 科学的根拠に基づいた治療計画の原則を確立することが期待されます。

CQ.07 インプラントオーバーデンチャーのアタッチメントはどれがよいのか？

1．書誌情報

タイトル（日本語）	マグネットIOD：レビューと1年臨床試験結果
タイトル（英語）	Magnet-retained implant-supported overdentures: review and 1-year clinical report.
著者名	Ceruti P, Bryant SR, Lee JH, MacEntee MI.
雑誌名，巻：頁	J Can Dent Assoc 2010; 76: a52.

2．構造化抄録

目的	下顎2本インプラントIOD症例集積をもとに、マグネットを用いて利点と限界を1年間観察し、患者満足度を明らかにすること
研究デザイン	1年間臨床試験
研究施設	University of British Columbia, Canada
対象	2006年時点で下顎2本インプラント（Nobelbiocare or Astrateck）IOD装着患者17名（1名は4ヵ月前にインプラント埋入）
介入	少なくとも3年、ボールかバーアタッチメントを装着していた患者17名（1名は除く）に対してマグネット（MAGFIT, Aichi Steel Corporation）を使用。患者満足度は開始時、6ヵ月、1年で満足度を1-100％スケールで調査。
主要評価項目とそれに用いた統計学的手法	主要評価項目：17名の患者の患者満足度の開始時、6ヵ月、1年をvisual analogue scale）VAS)を用いて1mm（非常に不満）から100mm（非常に満足）で評価
結果	16名の開始時点でのボールかバーアタッチメントの満足度は68％だった。マグネット装着12ヵ月後の満足度は93％だった。マグネットの腐食なし。修理やリベースがなく、清掃性良好。
結論	1年間の満足度は高く、ボールやバーに不満を示した患者も良好に受け入れた。長期経過も期待できる。

Abstractor Comments

閉磁路構造で高性能なマグネットによる研究です。旧マグネットの研究では、摩耗と腐食のために交換の必要性があったことが多く報告されていましたが、**現在の高性能マグネットはすぐれた耐久性、維持力があると強調**しています。マグネットアタッチメントの将来が期待できます。

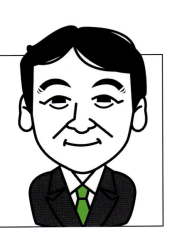

インプラントオーバーデンチャーのアタッチメントはどれがよいのか？ CQ.07

構造化抄録4

1．書誌情報

タイトル（日本語）	IODに3種類のアタッチメントを用いた5年間臨床比較試験
タイトル（英語）	Five-year clinical trial using three attachment systems for implant overdentures.
著者名	Cristache CM, Muntianu LA, Burlibasa M, Didilescu AC.
雑誌名，巻：頁	Clin Oral Implants Res 2014; 25(2): e171-178.

2．構造化抄録

目的	下顎IODにボール、マグネット、ロケーターを用いた症例における経費、メインテナンス頻度、合併症の5年間比較試験
研究デザイン	RCT
研究施設	University of Medicine and Phamacy "CarolDavila", Bucharest、Romania, and 9 private practice in Bucharest
対象患者	下顎無歯顎患者69名（42～84歳）。上顎はブリッジ17.4％、天然歯4.3％、総義歯66.7％、部分義歯11.6％
介入	Straumann社製インプラントを下顎犬歯部に2本埋入（10～12mm）。6週間後負荷開始。無作為にボール（ハウジングはゴールドかチタン：Straumann社）、マグネット（Titanmagnetics Steco system-technik）、ロケーター（Zest Anchor社）をセット。6ヵ月ごとに観察した。メインテナンス時の不具合、コスト、合併症を記録した。
主要評価項目とそれに用いた統計学的手法	統計学的手法：Levene testによる等分散性の検定、Pearson Chi-squared testによる相関、Fisher's exact test. 多変量解析に対してScheffe post hoc test.
結果	負荷前のサバイバルレート97.1％。その後再治療し、試験中の脱落なし。ボール（ゴールドハウジング）は6ヵ月から1年で増し締めや交換が必要だった。それ以外についてはボール（チタンハウジング）、マグネット、ロケーターの順で合併症が多くあったが、統計学的に差はなかった。 治療費で優位に高かったのはマグネットだが、メインテナンス費用は低かった。ボール（ゴールドハウジング）でアフターケア治療費が高かった。トータルではボール（チタンハウジング）がもっとも安く、ロケーターが続いた。コストとメインテナンス頻度に相関はなかった。
結論	すべてのアタッチメントは5年間良好に機能した。ボール（ゴールドハウジング）で頻繁なアフターケアが必要だった。初期コストの低さとメインテナンスの観点からボール（チタンハウジング）とロケーターが推奨される。マグネットは初期コストは高いが、メインテナンス頻度は少ない。

Abstractor Comments

ロケーターも用いた前向きRCTです。**初期コストだけでなくメインテナンス頻度やコストについて示しており、臨床に直結**する研究です。ロケーターにおいて4年経過から不具合が多くなることなど興味深い結果を報告しています。
（P48. 表1参照）

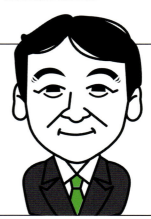

CQ.07　インプラントオーバーデンチャーのアタッチメントはどれがよいのか？

長期経過観察からの比較

アタッチメントの比較論文としては、引用数が多く長期経過観察として構造化抄録1が挙げられる。下顎無歯顎へのインプラント2本支台IODの10年間のランダム化臨床研究である。ボールは維持力が高く軟組織の合併症が少なかったと示されている。しかしコメントにあるように、現在のバー、ボール、マグネットの比較に適応するのは難しいと考えられる。アタッチメントをはじめとする補綴進歩を加味して慎重に考察する必要がある。構造化抄録3に、現在の高性能マグネットを使用した論文を示したが、ロケーターも含めたエビデンスの高い比較臨床研究が待たれる。各種アタッチメントを図1に示す。

合併症からの比較

アタッチメントの比較においては合併症からの検討も肝要である。構造化抄録2はそれに関するシステマティックレビュー論文で、パラメータとして維持、補綴スペース、清掃性、コストと技術、メインテナンス、患者満足度を挙げて比較している。上顎IODは下顎に比べてインプラント生存率は低く補綴合併症が多いことが示されたが、各論文の研究デザインの多様さに一貫性を求めることが難しく、アタッチメントと補綴合併症に相関関係を示すことはできないと報告している。エビデンスに基づいた治療計画の原則が確立されることが待たれる。

さまざまな観点からの比較

構造化抄録4はロケーターも含む前向きRCT論文である。マグネットは高性能である閉磁路構造でなく磁石と磁石を用いた大型である開磁路構造を用いているのが残念だが、メインテナンス時の不具合やコストについても示しており臨床の際のアタッチメント選択に有用と考えられる(表1)。なお、ロケーターにおいてはインプラント間の平行性にも許容性があるとしているが、平行性が不良だと維持力の低下やインプラントへの側方力増加などを伴うという報告[3]があり、可能な限り平行にすることが推奨される。

実際の選択指針

実際のアタッチメント選択としては、年齢、機能回復、支台の保全、クリアランス、患者の希望、コスト、手の不自由さ(巧緻性)、メインテナンスなどを鑑みて選択することが推奨される。治療費がかかっても維持力を強く希望する場合には、インプラントを4本以上使用することも含めバーが有利で、インプラント間平行性が良好でインプラント骨植が良好であれば、比較的簡便なボールやロケーターが有効、高齢者では手の不自由さ、メインテナンスからマグネットが有利と考えられる。

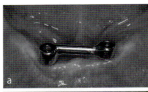
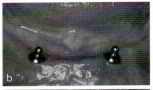
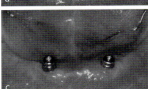
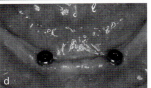

図1-a～d　各種アタッチメント。(a)バー、(b)ボール、(c)ロケーター、(d)マグネット。

表1　各種アタッチメントの年間不具合の回数

Group		year 1	year 2	year 3	year 4	year 5
B	B1	31	26	35	48	44
	B2	7	0	1	0	3
M		8	0	0	6	1
L		7	0	0	11	13

B：ボール
B1：ボール(ゴールドハウジング。可変維持)
B2：ボール(チタンハウジング。一定の維持力を有する)
M：マグネット
L：ロケーター
(構造化抄録4より引用・改変)

参考文献

1. Feine JS, Carlsson GE, Awad MA, Chehade A, Duncan WJ, Gizani S, Head T, Lund JP, MacEntee M, Mericske-Stern R, Mojon P, Morais J, Naert I, Payne AG, Penrod J, Stoker GT, Tawse-Smith A, Taylor TD, Thomason JM, Thomson WM, Wismeijer D. The McGill consensus statement on overdentures. Mandibular two-implant overdentures as first choice standard of care for edentulous patients. Montreal, Quebec, May 24-25, 2002. Int J Oral Maxillofac Implants 2002;17(4):601-602.
2. Thomason JM, Feine J, Exley C, Moynihan P, Müller F, Naert I, Ellis JS, Barclay C, Butterworth C, Scott B, Lynch C, Stewardson D, Smith P, Welfare R, Hyde P, McAndrew R, Fenlon M, Barclay S, Barker D. Mandibular two implant-supported overdentures as the first choice standard of care for edentulous patients--the York Consensus Statement. Br Dent J 2009;207(4):185-186.
3. Yang TC, Maeda Y, Gonda T, Kotecha S. Attachment systems for implant overdenture: influence of implant inclination on retentive and lateral forces. Clin Oral Implants Res 2011;22(11):1315-1319.

08 歯肉の厚さと形態でインプラント治療の審美的結果は変わるのか？

A.08 歯肉の厚みが厚く、形態が平坦なほうが審美的な結果が得やすい

結論

バイオタイプが thick-flat の方が歯肉退縮は起こりにくく、予知性も高いと考える。そのため、thin-scallop のケースにおいてはバイオタイプの改善を目的として結合組織移植を併用することで良好な結果を得ることができる。

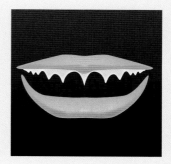

インプラント治療の審美的ゴールとは

前歯部インプラント治療の成功とは、単にインプラントが維持されていれば良いということではない。左右対称なスキャロップ形態、ブラックトライアングルのない歯間乳頭、いわゆるピンクエステティックが確立されて初めて成功といえる。そこで重要になるのが、辺縁歯肉を高い位置で維持することであり、そこには歯肉のバイオタイプというものが大きく関わってくる。

バイオタイプとは

Seibert と Lindhe[1]らは天然歯周囲の歯肉を2つの異なるタイプに分類し、一方を Thin-scallop type、もう一方を Thick-flat type とした。Thin-scallop type は歯肉形態が scallop 状で薄く、Thick-flat type は歯肉形態が平坦で厚いものを指す。インプラント周囲も同様の分類がなされ、Kan[2]らはプローブの先端を唇側中央の角化粘膜内に挿入し、視認できる場合を thin バイオタイプ、できない場合を thick バイオタイプとした。

欧米人とアジア人とのバイオタイプの違い

De Rouck[3]らは、100名のコーカソイドの上顎中切歯のバイオタイプを計測し、約35%が thin バイオタイプ、約65%が thick バイオタイプであったとした。一方 Lee らは49名のアジア人を対象にバイオタイプ計測を行い、約60%が thin バイオタイプをもつことを示した。このようにわれわれ日本人を含むアジア人は、欧米人に比べてバイオタイプが薄いタイプが多く、それがインプラントの審美的結果に影響する可能性が示唆されている。

インプラント治療にて審美的に良好な結果を得るには

前述のように日本人は thin バイオタイプが多いとされる。そのような場合一般的に、結合組織移植術等を併用することにより、thick バイオタイプへ改善しようとすることが長期的に安定した軟組織の獲得に繋がると考える。本稿では、軟組織の厚みや形態を改善することにより審美的結果にどのような影響があるのか考察する。

表1 バイオタイプの特徴（参考文献4より引用・改変）

歯周組織の バイオタイプ	thin	thick
歯周形態	scalloped	flat
角化歯肉	狭い	広い
歯肉厚さ	<1.5mm	≧2.0mm
歯肉幅	3.5〜5 mm	5〜6 mm
歯肉マージン	わずかに退縮	CEJより歯冠側
下部骨組織の形態	scalloped from	flat form
下部骨組織の厚さ	薄くデヒーセンス、フェネストレーション頻発	厚い骨板
コンタクトエリア	小さく切端側寄り	大きく根尖側寄り
解剖学的歯冠形態	三角形	四角形
歯の形態	細長い	正方形
歯頚部の凸性	微弱	著明
歯根形態	taper	大きく幅広い
歯槽堤の角化粘膜の量	薄く少ない	厚く十分な量の存在
歯周疾患後の変化	歯肉退縮	深い歯周ポケット形成

CQ.08 歯肉の厚さと形態でインプラント治療の審美的結果は変わるのか？

構造化抄録1 (Positive)

1．書誌情報

タイトル（日本語）	有茎弁結合組織移植：非審美的なインプラント修復を改善するためのテクニック
タイトル（英語）	The pediculated connective tissue graft: a technique for improving unaesthetic implant restorations.
著者名	Mathews DP.
雑誌名，巻：頁	Pract Proced Aesthet Dent 2002; 14(9): 719-724; quiz 726.

2．構造化抄録

目的	Pediculated conective tissue graft（PCTG）術式を用いて審美性の回復を行うこと
研究デザイン	記述研究
研究施設	Mathews Private Office
対象	計3名（45歳女性、35歳女性、18歳女性）
介入	インプラント埋入部位のバイオタイプがthinであるケースに対して、埋入を行ってから免荷期間をおいた後、血流の確保を目的に有茎弁タイプの結合組織を行った。
主要評価項目とそれに用いた統計学的手法	主要評価項目：歯肉の幅、高さ、厚み
結果	PCTGを行ったことにより、バイオタイプの幅、厚み、高さともにボリュームが増大し、インプラント体周囲の増強を獲得し審美的にも周囲歯肉との調和が図れた。
結論	PCTGは垂直的な軟組織の増大および頬側歯肉の厚みを確保することができる優れた術式で、結合組織移植する前の以前に埋入されたインプラント体よりもバイオタイプの改善や歯冠側に対する予知性、インプラント生存率、審美的な観点からも非常に有効であると示唆された。

Abstractor Comments

歯肉のバイオタイプは非常に重要で、**thin-scallopタイプからthick-flatタイプに変換することでさまざまな予知性が向上する**と考えます。

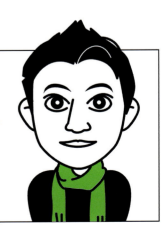

歯肉の厚さと形態でインプラント治療の審美的結果は変わるのか？　CQ.08

構造化抄録2（Negative）

1．書誌情報

タイトル（日本語）	インプラント周囲粘膜の厚みがインプラント周囲の骨吸収に及ぼす影響：1年の前向き比較臨床試験
タイトル（英語）	The influence of soft tissue thickness on crestal bone changes around implants: a 1-year prospective controlled clinical trial.
著者名	Linkevicius T, Apse P, Grybauskas S, Puisys A.
雑誌名，巻：頁	Int J Oral Maxillofac Implants 2009; 24(4): 712-719.

2．構造化抄録

目的	インプラント周囲粘膜の厚みが埋入から1年後のインプラント周囲での骨吸収に及ぼす影響を評価すること
研究デザイン	RCT
研究施設	Faculty of Medicine, Vilnius University, Vinius（リトアニア）
対象患者	19名の患者に対して、テスト群とcontrol群で各23本ずつインプラント体を埋入
介入	46本のインプラント体（23本のテスト群と23本のコントロール群）を19名の患者に埋入。テスト群のインプラント体は約2mm縁上で埋入した。それに対して、コントロール群はボーンレベルで埋入した。インプラント埋入前に、プローブにて歯肉の厚みを計測し、Healing後PFMをセメントリテインにて装着した。
主要評価項目とそれに用いた統計学的手法	主要評価項目：歯肉の厚みに応じてテスト群のインプラント体はバイオタイプのthinグループとthickグループとに分けられ、口腔内X線写真にて骨頂部の状態をインプラント埋入後と1年後で骨吸収量を評価 統計学的手法：SPSS spftware, ANOVA
結果	インプラント周囲粘膜の厚さが2.0mm以下の場合は、インプラントとアバットメントの接合部の位置に関係なく平均1.61mmの骨吸収が起こったが、周囲粘膜の厚さが2.5mm以上存在するケースでは骨吸収は平均0.26mmに抑制された。
結論	インプラント周囲粘膜組織の厚さはインプラント周囲骨の安定性に対して重要な影響を及ぼしたことが示唆された。

Abstractor Comments

インプラント埋入深度やインプラント体のシステムによっても違いはありますが、歯肉のバイオタイプで骨吸収度合いも大幅に変わることから、インプラント周囲粘膜の厚みは予後を左右する重要な因子と考えます。

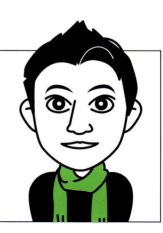

CQ.08 歯肉の厚さと形態でインプラント治療の審美的結果は変わるのか？

構造化抄録3（No Answer）

1．書誌情報

タイトル（日本語）	審美領域における即時インプラント埋入および暫間補綴のためのBilaminar上皮下結合組織移植術
タイトル（英語）	Bilaminar subepithelial connective tissue grafts for immediate implant placement and provisionalization in the esthetic zone.
著者名	Kan JY, Rungcharassaeng K, Lozada JL.
雑誌名，巻：頁	J Calif Dent Assoc 2005; 33(11): 865-871.

2．構造化抄録

目的	審美領域や保存不可能な歯に対して、抜歯後即時インプラント埋入、上皮下結合組織移植術（SCTG）と暫間補綴を組み合わせた術式によるインプラント周囲歯肉の予知性を精査すること
研究デザイン	記述研究
研究施設	Loma Linda University school of dentistry（米国）
対象患者	28歳女性、57歳女性
介入	上顎前歯部の保存不可能な歯および頬側歯肉のバイオタイプがthin-scallopのケースに対して、抜歯後即時埋入を行いTHAを装着した。その後、唇側gap部にBio-Oss®を填入し、さらにバイオタイプの改善を目的にエンベロップテクニックにてSCTGを行った。sling sutureを行ったのちプロビジョナルレストレーションを装着した。
主要評価項目とそれに用いた統計学的手法	主要評価項目：結合組織の高さと厚み
結果	抜歯後即時埋入、SCTG、プロビジョナルレストレーション装着を同時に行うことにより、歯間乳頭のロス、ブラックトライアングルの消失、唇側歯肉の退縮を防ぐことができ、バイオタイプ、歯肉の質および量が改善された。
結論	短期間の臨床的観察に基づいて、SCTGを併用した術式は移植前の既存の歯肉を維持できることに加えて、抜歯即時インプラント埋入、プロビジョナルレストレーション装着、Bilamilar上皮下結合組織移植術と同時に行うことは、特にバイオタイプがthin-scallopのケースに対しては非常に有用であり重要なオプションと考えられる。しかし、まだ確証までは得られていない。

Abstractor Comments

前歯部インプラント治療においては硬組織、軟組織で既存の状態を維持するため、可能な限り抜歯後即時埋入を行い、インプラント周囲粘膜の安定を図るための結合組織移植術は必須と考えます。

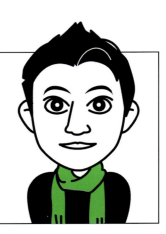

歯肉の厚さと形態でインプラント治療の審美的結果は変わるのか？ CQ.08

構造化抄録4（No Answer）

1．書誌情報

タイトル（日本語）	アジア人における歯の解剖学的形態および歯肉のバイオタイプの特徴
タイトル（英語）	Characterization of Dental Anatomy and Gingival Biotype in Asian Populations
著者名	Lee SA, Kim AC, Prusa LA Jr, Kao RT.
雑誌名，巻：頁	J Calif Dent Assoc 2013;41(1):31-33, 36-39.

2．構造化抄録

目的	日本人もしくはアジア人の歯槽骨厚さ、口蓋歯肉厚さおよび歯肉のバイオタイプに関する比較、検討
研究デザイン	分析疫学的研究
研究施設	California, San Francisco, School of Dentistry（米国）
対象患者	日本人、中国人、韓国人、ベトナム人、計49名（男性20名、女性29名、平均39歳）
介入	ペリオプローブを歯肉溝内に挿入し、肉眼にてプローブが透けて見える場合をthinバイオタイプ、見えない場合をthickバイオタイプとした。
主要評価項目とそれに用いた統計学的手法	主要評価項目：歯肉のバイオタイプ 統計学的手法：Boley gaurge software
結果	歯槽骨の厚みに関しては、歯槽骨頂部より3mm根尖側の唇側歯槽骨厚さが中切歯で0.68mm、側切歯で0.76mm、犬歯で1.07mmであった。歯肉のバイオタイプに関しては、上顎切歯および犬歯において、60％の患者が thin scallop タイプの歯肉をもつことが示された。欧米人では86％が thin flat タイプ、14％が thin scallop タイプと報告されている。
結論	日本人は欧米人に比べてシビアな条件で処置を行っている現状が浮かび上がる。われわれは改めてその違いを認識したうえで、審美領域においては慎重にインプラント治療を行う必要がある。

Abstractor Comments

欧米人（コーカソイド）の硬・軟組織の状態、歯肉のバイオタイプはアジア人（モンゴロイド）のそれとかなりの違いがあるため、われわれ日本人のインプラント周囲のマネージメントは難易度が上がると考えます。

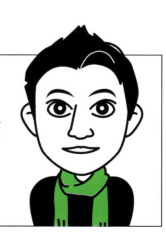

CQ.08 歯肉の厚さと形態でインプラント治療の審美的結果は変わるのか？

構造化抄録に対する解説

前歯部のインプラント治療を行ううえで、機能的かつ長期的に維持させる事はもちろんのこと、審美的にインプラント周囲の歯周組織が安定することは非常に重要である。適切な埋入ポジション、適切な埋入深度、三次元的な骨による歯槽堤の再建を獲得することで理想的な硬・軟組織が形成できると考える。

構造化抄録2では、インプラント周囲粘膜の厚さが2.0mm以下の場合はインプラントとアバットメントの接合部の位置に関係なく平均1.61mmの骨吸収が起こるとし、周囲粘膜の厚さが2.5mm以上存在するケースでは骨吸収は平均0.26mmに抑制されたと報告している。インプラント周囲粘膜の厚さはインプラント周囲骨の安定性に対して重要な影響を及ぼしたことを示唆している。そしてKanら[2]が提唱する歯肉のバイオタイプの違いがインプラント治療の予後に影響することが読み取れる。すなわち、thinバイオタイプ（歯肉厚み1.5mm以下）に比べて、thickバイオタイプ（歯肉厚み2.0mm以上）の方が高い位置に歯肉ができており、隣接面においても高い位置に歯間乳頭を獲得できると考えられ、さらに、歯間乳頭を支えるものは隣接部における骨であり、その骨の状態が審美的な軟組織形態を獲得するうえでもっとも重要であると考えられるのである。

天然歯およびインプラント周囲軟組織は、生物学的に一定の比率をもって安定しているとされる。天然歯辺縁歯肉の幅と高さの比率が1:1.5である[5]のに対し、インプラント周囲粘膜における幅と高さの比率は1.5:1とされ[6]、この点からも天然歯とインプラントにおける歯肉の高さの相違が説明できる。特に前歯部を中心とした審美領域では、軟組織の生物学的縦横比が一定であることにより、厚いバイオタイプの方が歯肉あるいは粘膜の高さを維持するのに有利である。

一般に認識されているように、アジア人には唇側歯槽骨および歯肉のバイオタイプが薄いケースが多く、審美領域のインプラント治療においては日本人が欧米人に比べて、よりシビアな条件で行っていることが示唆される。特に女性ではさらに条件が悪いことが予測される。

インプラントを長期的に維持するうえで硬組織の獲得だけではなく、軟組織の状態は非常に重要であり、特に結合組織移植は垂直的な軟組織の増大および頬側歯肉の厚みを確保することができる優れた術式である。インプラント周囲粘膜のバイオタイプの改善や周囲粘膜形態の予知性、インプラント生存率、インプラント周囲骨の安定性、審美的な観点からも重要な影響を及ぼし有効であることが示唆されている[7]。

これらより、歯肉の厚さと形態の違いによってインプラント治療の審美的結果は大いに左右されると思われる。

表1 アジア人における各歯の角化歯肉幅、歯肉退縮量とthinバイオタイプの割合（構造化抄録4より引用・改変）

対象歯	平均角化歯肉幅 mm（SD）	平均歯肉退縮量 mm（SD）	Thinバイオタイプ割合（%）
上顎第一大臼歯	3.96（1.29）	0.82（1.16）	31%
上顎第一小臼歯	4.07（1.14）	0.63（0.91）	52%
上顎犬歯	4.06（1.59）	0.45（0.87）	60%
上顎中切歯	4.83（1.31）	0.10（0.37）	60%
下顎第一大臼歯	3.54（0.85）	0.63（0.91）	31%
下顎犬歯	3.21（1.11）	0.31（0.75）	65%
下顎中切歯	3.34（1.28）	0.34（0.72）	69%

参考文献

1. Seibert JL, Lindhe J. Esthetics and periodontal therapy.. In:Lindhe J (ed). Texybook of Clinical Periodontorogy, 2nd ed. Copenhangen: Munksgaard, 1989: 477-514
2. Kan JY, Rungcharassaeng K, Umezu K, Kois JC. Dimensions of peri-implant mucosa: an evaluation of maxillary anterior single implants in humans. J Periodontol 2003;74(4):557-562.
3. De Rouck T, Eghbali R, Collys K, De Bruyn H, Cosyn J. The gingival biotype revisited: transparency of the periodontal probe through the gingival margin as a method to discriminate thin from thick gingiva. J Clin Periodontol 2009;36(5):428-433.
4. 一般社団法人日本インプラント臨床研究会（編）．文献と臨床のインプラントサイエンス 今読むべきインパクトの高い70論文＆77症例．東京：クインテッセンス出版，2016．
5. Wennström JL. Mucogingival considerations in orthodontic treatment. Semin Orthod 1996;2(1):46-54.
6. Nozawa T, Enomoto H, Tsurumaki S, Ito K. Biologic height-width ratio of the buccal supra-implant mucosa. Eur J Esthet Dent 2006;1(3):208-214.
7. 船登彰芳，石川智弘．4-Dコンセプトインプラントセラピー．審美治療のためティッシュマネージメントのテクニックとタイミング．東京：クインテッセンス出版，2008．

09 インプラント周囲にプロービングをしても良いのか？

A.09 適切に行えば有効な手段である

結論

プロービングはインプラント周囲疾患の診断、あるいはメインテナンス中における継時的なモニタリングにおいて有効な手段である。プロービングに伴うインプラント周囲組織の破壊、血管へのダメージ、口腔内細菌の侵入、インプラント表面の傷を懸念する考えもあるが、健康あるいはインプラント周囲粘膜炎の段階であれば弱圧によるプロービングで骨面へは達しないため、大きな問題とはならないと思われる。慎重なプロービングはリスクに比べて大きなベネフィットを得ることができると考えられる。

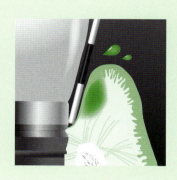

天然歯とインプラントの違い

歯周組織は、歯肉、歯根膜、セメント質および歯槽骨より成る。対してインプラント周囲組織は、周囲粘膜および歯槽骨のみで構成される。また、天然歯周囲には無細胞性セメント質に封入されたシャーピー繊維が、歯根に対して垂直に走行しているのに対し、インプラント周囲ではインプラント体と平行に走行している[1,2]（**図1**）。そのためインプラント周囲組織は歯組織に比べて、炎症や機械的刺激に対して脆弱であるといわれている。

天然歯におけるプロービングの意義

歯周病検査の目的は、歯周病の進行程度や原因を把握し「正しい診断」と「適切な治療計画」を立てるための情報を得ることである[3]。プロービングは重要な診査項目であり、ステンレススチール製の歯周プローブにて約25gの圧で行われる。健康な歯周組織では、プローブの先端はほぼ歯肉溝底あるいはポケット底の位置にて止まる[4]。一方歯肉炎では接合上皮最根尖端より約0.3〜0.5mm根尖側に達した位置で止まり、歯周炎では接合上皮を突き抜け、結合組織内で止まるとされる[5]。プロービング時の出血（BOP）は、急性の炎症の有無を測ることができ、臨床上大変有用である。また SPT 時においては、プロービングデプスの変化、BOPの変化を縦に見ることが重要であり、BOPを伴う2mm以上のプロービングデプスの深化は治療介入の対象となる。

インプラント周囲疾患の罹患率

患者レベルでのインプラント周囲疾患の罹患率は、最新のメタ分析[6]の結果、インプラント周囲粘膜炎で平均46.83％、インプラント周囲炎で平均19.83％であると報告されている。一度インプラント周囲炎に罹患すると治療は困難であり、インプラント周囲炎に罹患させないためにもインプラント周囲組織の健康状態の適切な診査は非常に重要である。

インプラント周囲のプロービング

インプラント周囲のプロービングは、インプラント周囲疾患の高い罹患率や進行程度の把握の意義を考慮すると、診断上重要であり広く応用されている方法である。しかしながら天然歯とインプラントとの周囲組織の差異から、否定的な意見もある。

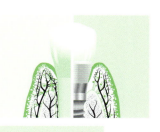

図1　インプラントと天然歯の生物学的幅経。（一般社団法人日本インプラント臨床研究会（編）．インプラントのための重要12キーワード・ベスト240論文．東京：クインテッセンス出版，2014. より引用・改変）

CQ.09 インプラント周囲にプロービングをしても良いのか？

構造化抄録1（Positive）

1．書誌情報

タイトル（日本語）	健康および炎症性インプラント周囲組織における組織学的なプローブの貫通
タイトル（英語）	Histologic probe penetration in healthy and inflamed peri-implant tissue.
著者名	Lang NP, Wetzel AC, Stich H, Caffesse RG.
雑誌名，巻：頁	Clin Oral Implants Res 1994; 5 : 191-201

2．構造化抄録

目的	健康および炎症性インプラント周囲軟組織にプロービングした際のプローブ先端の組織学的な位置を決定すること
研究デザイン	動物実験
研究施設	ベルン大学（スイス）
対象患者	6歳齢ビーグル犬メス5匹
介入	左右下顎第二第三第四小臼歯を抜歯4ヵ月後、それぞれ6本計30本のITIインプラントを埋入。うち3匹にインプラント周囲粘膜炎を、2匹にインプラント周囲炎を惹起させ、それぞれ近遠心に0.2Nmの圧でプローブを挿入。臨床的および組織学的評価を行った。
主要評価項目とそれに用いた統計学的手法	主要評価項目：クリニカルプロービングデプス（CPD）、クリニカルアタッチメントレベル、プラーク指数（PlI）、歯肉炎指数（GI） 統計学的手法：組織形態計測学的分析（t検定および線形回帰分析）
結果	健常群；PlI：0.47／GI：0.06／CPD：2.12mm 周囲粘膜炎群；PlI：1.61／GI：1.61／CPD：1.87mm 周囲炎群；PlI：1.96／GI：2.05／CPD：3.73mm
結論	インプラント周囲組織の健康状態を評価するうえで、インプラント周囲におけるプロービングは適切な手法である。

Abstractor Comments

弱圧によるプロービングでは、**炎症がなければプローブ先端は結合組織内に留まり、炎症があると組織を貫通して骨面へと至る**ことから、ポケットの深化が周囲炎の発症を示すとする論文です。臨床指標としては有効でありますが、プローブ先端が骨面へと至ることから、プラークを押し込む危険性を指摘する意見もあります。

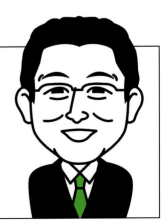

インプラント周囲にプロービングをしても良いのか？ CQ.09

1. 書誌情報

タイトル（日本語）	組織学的解釈に基づく歯科インプラント周囲の軟組織シーリング
タイトル（英語）	Soft tissue sealing around dental implants based on histological interpretation.
著者名	Atsuta I, Ayukawa Y, Kondo R, Oshiro W, Matsuura Y, Furuhashi A, Tsukiyama Y, Koyano K.
雑誌名，巻：頁	J Prothodont Res 2016; 60: 3-11.

2. 構造化抄録

目的	インプラントおよび天然歯周囲における生物学と軟組織シーリングの概要を説明すること
研究デザイン	総説
研究施設	九州大学
使用データベース	MEDLINE および PubMed
介入	1977年から2014年までの間に発表された科学論文の中から、インプラントおよび天然歯周囲の軟組織シーリングについて、軟組織の細胞生物学的および組織学的に焦点を当てた論文をピックアップした。
主要評価項目とそれに用いた統計学的手法	主要評価項目：インプラントおよび天然歯周囲の組織構造
結果	天然歯に比べてインプラント周囲には強固な軟組織シーリングが存在せず、インプラント周囲の付着はプローブ先端により弱圧でも容易に破壊される。
結論	インプラント周囲のプロービングにより、インプラント周囲組織の破壊、血管へのダメージ、口腔内細菌の侵入、インプラント表面の傷が生じる可能性がある。

構造化抄録2 (Negative)

Abstractor Comments

エビデンスとして上記結論が示されているのではなく、あくまで総説における著者の主観ではありますが、プロービングを行う際にはプロービングによる為害性も考慮に入れたうえで、弱圧にて行う必要があります。

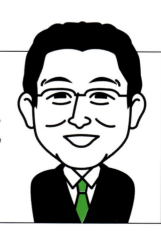

CQ.09 インプラント周囲にプロービングをしても良いのか？

構造化抄録3（No Answer）

1．書誌情報

タイトル（日本語）	インプラント周囲炎に罹患したインプラント周囲のプロービングと周囲骨吸収との関係
タイトル（英語）	Probing at implants with peri-implantitis and its relation to clinical peri-implant bone loss
著者名	Serino G, Turri A, Lang NP.
雑誌名, 巻：頁	Clin Oral Impl Res 2013; 24: 91-95.

2．構造化抄録

目的	インプラント周囲炎に罹患したインプラント周囲のプロービングを上部構造除去前後で行い、フラップ手術時に計測した骨レベルとの関連を評価すること
研究デザイン	分析疫学的研究
研究施設	ボラス市 Södra Älvsborgs 病院歯周病科（スウェーデン）
対象患者	排膿の有無を問わずプロービング時の出血（BOP）を伴う4mm以上のプロービングポケットデプス（PPD）を有し、かつX線学的に近心もしくは遠心に2mm以上骨吸収像を認める29名の患者（男性14名女性15名）の89本のインプラント
介入	補綴物除去前に4点法にてプロービングデプスを計測（PPD-1）し、除去後に再度計測（PPD-2）、比較した。またインプラント周囲炎治療としてフラップ手術を施術し、その際計測したインプラント周囲骨欠損とPPDとの関連を調べた。
主要評価項目とそれに用いた統計学的手法	主要評価項目1：BOP、上部構造除去前後のPPD 統計学的手法1：対応のあるt検定 主要評価項目2：フラップ手術時の骨欠損とPPDとの関係 統計学的手法2：ピアソン相関分析
結果	補綴装置除去前後においてPPDに差が認められなかったのは119部位（37％）であり、124部位（39％）で1mm、47部位（15％）で2mmの差異が生じた。PPDと骨欠損は、59本（66％）のインプラントで相同であったのに対して、30本のインプラントで差異を認めた。
結論	補綴装置除去前後において、PPDに差が生ずる可能性が示唆された。また補綴装置除去後のPPDは、フラップ手術時の骨欠損と相似することが示された。

Abstractor Comments

正しいプロービングにより骨欠損の状態を診断することが可能です。しかしながら補綴装置の形態によっては、実際のプロービングデプスと異なる結果をまねく可能性があり、必要に応じて上部構造を除去後プロービングを行う必要があると思われます。

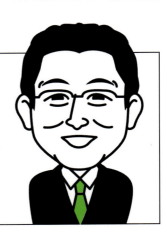

インプラント周囲にプロービングをしても良いのか？ CQ.09

構造化抄録4 (No Answer)

1．書誌情報

タイトル（日本語）	インプラント周囲におけるプロービング時の出血：関連因子の後向き解析
タイトル（英語）	Bleeding on probing around dental implants: a retrospective study of associated factors
著者名	Farina R, Filippi M, Brazzioli J, Tomasi C, Trombelli L.
雑誌名，巻：頁	J Clin Periodontol 2017; 44: 115-122.

2．構造化抄録

目的	インプラント周囲におけるプロービング時の出血が陽性(BOP+)となる可能性と関連する因子を同定すること、およびBOP+部位の割合をインプラントと反対側の歯とで比較すること
研究デザイン	分析疫学的研究
研究施設	フェラーラ大学歯周病およびインプラント周囲疾患研究センター（イタリア）
対象患者	112名の患者（男性53名女性59名、平均年齢55.2±12.1歳）の289本のインプラントおよび反対側における170本の天然歯
介入	荷重後少なくとも3ヵ月以上経過したインプラントを有する600名より、包含基準および除外基準に従って112名を選定し、インプラント、天然歯周囲それぞれ6点計1,725部位および1,020部位の解析を、後向きに行った。
主要評価項目とそれに用いた統計学的手法	主要評価項目：インプラントと反対側天然歯周囲のBOP+部位、PPD、インプラント埋入ポジション、性別 統計学的手法：統計学的解析は2人の独立したオペレーターによりMicrosoft Excelを用いて行われた。
結果	4 mmのPPDでBOP陽性となる割合は、27％であり、PPDが1 mm増加するごとにオッズ比は1.6増加した（p<0.001）。またBOP陽性の割合は、男性に比べて女性の方が高く（オッズ比：1.61、p=0.048）、前歯部に比べて臼歯部で低かった（オッズ比：0.55、p<0.01）。PDの違いを補正すると、インプラントと反対側天然歯とのBOP陽性部位との間に統計学的有意差は認められなかった。
結論	インプラント周囲におけるBOP陽性は、PPD、インプラント埋入ポジションおよび性差と関連し、PDの影響を補正すると、反対側の天然歯と類似して認められた。

Abstractor Comments

インプラント周囲における **PD と BOP との双方を診査することにより**、より正しいデータを得ることができます。

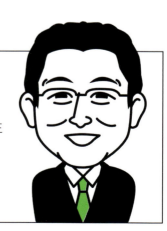

CQ.09 インプラント周囲にプロービングをしても良いのか？

インプラント周囲へのプロービングの有効性

構造化抄録1はビーグル犬を用いた実験により、弱圧によるプロービングでは炎症がなければプローブ先端は結合組織内に留まり、炎症があると組織を貫通して骨面へと至ることを示した。これは前述（P.55）の歯周組織におけるプローブ先端の位置を示した報告と類似し、インプラント周囲の健康状態を評価するうえで有効な臨床パラメータであることを示唆したものである。しかしながら補綴装置が存在すると正確な評価ができない（構造化抄録3）。正確なプロービングを行うためには、製作する補綴装置のカントゥアに留意するとともに、必要に応じて上部構造を外す必要がある。上部構造を外した後のPPDは、フラップ手術時の骨欠損形態と相似であると報告されていることから、インプラント周囲骨の吸収程度を知る手立てともなる。インプラント周囲におけるBOPはその炎症状態を知る有効な手段である（構造化抄録4）。第7回ヨーロッパワークショップでのインプラント周囲炎の診断基準[7]は、「0.25N未満のプローブ圧での出血＋X線写真上での辺縁骨吸収」とされており、BOPの重要性が示されている。

インプラント周囲へのプロービングの為害性

一方、構造化抄録2では、総説の中で天然歯に比べてインプラント周囲には強固な軟組織シーリングが存在せず、インプラント周囲の付着はプローブ先端で弱圧でも容易に破壊されることから、プロービングにより、インプラント周囲組織の破壊、血管へのダメージ、口腔内細菌の侵入、インプラント表面の傷が生じる可能性があると述べている（図2）。これは科学的に立証されているわけではないが、われわれは天然歯とは異なるものを対象としていることを常に念頭に置く必要がある。

インプラント周囲にプロービングをしても良いのか

現在インプラント周囲病変を系統的かつ継続的にモニタリングする手法としてもっとも臨床応用されているのが、LangのCIST[8]であるが、これはプロービングを行うことを前提とした手法である。インプラント周囲炎に罹患した場合には歯周炎の場合と同様プローブの先端が骨面に達するが、健康あるいはインプラント周囲粘膜炎では弱圧でのプロービングを行う限り達することはない（図3）。インプラントの健康を長期的に維持するためには、インプラント周囲の状態を継時的にモニタリングし、インプラント周囲粘膜炎の段階で確実に治療することが重要であり、その限りにおいてインプラント周囲へのプロービングのベネフィットに比べ、リスクは極めて小さいものと考える。（公社）日本口腔インプラント学会および（特非）日本歯周病学会の共同ポジションペーパーにもインプラント周囲におけるプロービングの重要性が明記されており、適切な応用を後押しするものである。

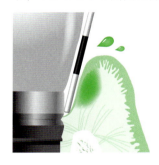

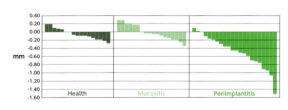

図2 インプラント周囲のプロービングにより、インプラント周囲組織の破壊、血管へのダメージ、口腔内細菌の侵入、インプラント表面の傷が生じる可能性がある。（参考文献9より引用）

図3 0.2Nでのプロービングエラー（構造化抄録1より引用・改変）

参考文献

1. Gargiulo AW, Wentz FM, Orban B. Dimensions and relations of the dentogingival junction in humans. J Periodontol 1961; 32: 261-267.
2. Cochran DL, Hermann JS, Schenk RK, Higginbottom FL, Buser D. Biologic width around implants. A histometric analysis of the implant-gingival junction around unloaded and loaded nonsubmerged implants in the canine mandible. J Periodontol 1997; 68: 186-198.
3. 特定非営利活動法人 日本歯周病学会 編．歯周治療の指針2015．東京：医歯薬出版株式会社，2016．
4. Listgarten MA. Periodontal probing: what does it mean? J Clin Periodontol 1980;7:165-176.
5. 和泉雄一，伊藤公一，佐藤秀一(監修)．岩野義弘，武田朋子，松浦孝典，水谷幸嗣(著)．ペリオのための重要16キーワードベスト320論文　臨床編．東京：クインテッセンス出版，2015；176．
6. Lee CT, Huang YW, Zhu L, Weltman R. Prevalences of peri-implantitis and peri-implant mucositis: systematic review and meta-analysis. J Dent 2017; 62: 1-12.
7. Lang NP, Berglundh T; Working Group 4 of Seventh European Workshop on Periodontology. Periimplant diseases: where are we now?--Consensus of the Seventh European Workshop on Periodontology.J Clin Periodontol 2011;38 Suppl 11:178-81.
8. Lang NP, Berglubdh T, Heitz-Mayfield LJ, Pjetursson BE, Salvi GE, Sanz M. Consensus statements and recommended clinical procedures regarding implant survival and complications. Int J Oral Maxillofac Implants 2004; 19 Suppl: 150-154.
9. 歯科衛生士のためのペリオ・インプラント重要12キーワード ベスト240論文．和泉雄一，佐藤秀一(監修)．岩野義弘，髙山忠裕，武田朋子，松浦孝典，水谷幸嗣，村上恵子．東京：クインテッセンス出版，2017．

10 リッジプリザベーションをやる意味はあるのか？

A.10 リッジプリザベーションによって抜歯窩内の歯槽骨を保つ効果がある

結論
抜歯後の骨吸収は、後日インプラントを埋入する上で、骨量の減少や審美的において大きな問題となる。リッジプリザベーションは多くの方法があり、骨保全で有効であるが、あくまで骨造成を主目的としている方法でないことを理解していることが重要である。

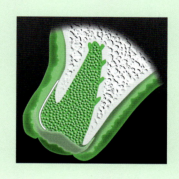

リッジプリザベーションとは

リッジプリザベーションとは、抜歯後の歯槽骨の吸収を防ぎ、歯槽堤の幅と高さを維持するために抜歯と同時に行う、歯槽堤の保護を目的とした処置である。ソケットプリザベーションともいわれる。その歴史的背景としては以下のとおりである。

1985年、人工骨を抜歯窩に入れることにより、抜歯窩の吸収を極力防ぐことができたと報告される[1]。1997年、非吸収性のGBRメンブレンを用いたソケットプリザベーション法の効果が報告される[2]。1999年、抜歯窩掻把後、人工骨を入れコラーゲンにて封鎖し、仮歯にて封鎖する方法が報告される[3]。2004年、人工骨にコラーゲンの吸収するメンブレン（GBRメンブレン）を併用し、歯肉や仮歯で抜歯窩を閉鎖する方法が報告される[4]。2015年、リッジプリザベーションのシステマティックレビューが報告され、リッジプリザベーションが硬組織に与える影響に関する科学的根拠が示された[5]。

完全閉鎖創

抜歯窩を周囲軟組織によって完全閉鎖する方法である。歯冠側移動術、側方弁移動術などがある。閉鎖環境であるため、周囲からの感染がない限り良好な骨形成を促進させることができる。しかし歯冠側移動術では、減張切開に伴う歯冠側移動のため付着歯肉の喪失などが起きる。

準閉鎖創

抜歯窩周囲の粘膜による閉鎖ではなく、メンブレン、ポンティックなどで意図的に閉鎖する方法である。抜歯窩内には自家骨や代用骨を用いて充填し、その上方、抜歯窩の歯槽頂部にメンブレン等で被覆する。また審美性の回復を求められる前歯部などでは、ポンティックによる閉鎖を行うことも多い。

開放創

抜歯窩の創部を被覆しない方法である。抜歯窩には自家骨を充填するというよりはアテロコラーゲンスポンジ（テルプラグ：オリンパステルモバイオマテリアル社）などを填入し、周囲の粘膜を定位縫合する方法で、抜歯窩内のスペースメーキングのみを行うもの。

臨床家が「リッジプリザベーションを行っても、インプラント埋入時に思ったほど骨ができていなかった」という経験から「リッジプリザベーションはやっても無駄なのではないか」という見解を持ってしまうことがあり、本CQではその疑問に対応するべく、いくつかの論文にて検証した。

CQ.10 リッジプリザベーションをやる意味はあるのか？

構造化抄録1 (Positive)

1. 書誌情報

タイトル（日本語）	インプラント予定部位において、凍結乾燥同種移植骨とコラーゲン膜を用いたリッジプリザベーションと抜歯のみの経過の比較：ヒトにおける臨床的および組織学的研究
タイトル（英語）	Ridge preservation with freeze-dried bone allograft and a collagen membrane compared to extraction alone for implant site development: a clinical and histologic study in humans.
著者名	Iasella JM, Greenwell H, Miller RL, Hill M, Drisko C, Bohra AA, Scheetz JP.
雑誌名，巻：頁	J Periodontol 2003; 74(7): 990-999.

2. 構造化抄録

目的	リッジプリザベーションが抜歯後の骨の吸収変化を妨げるかどうかを臨床的および組織学的パラメータによって評価すること
研究デザイン	分析疫学的研究
研究施設	Graduate Periodontics, School of Dentistry, University of Louisville, Louisville, KY 40292,（米国）
対象	無作為に選出された28〜76歳（平均51.5±13.6歳）の24名（男性10名、女性14名）の患者
介入	抜歯のみ（EXT）と、テトラサイクリン水和凍結乾燥骨同種移植片（FDBA）およびコラーゲンメンブレンを使用したリッジプリザベーション（RP）とを比較
主要評価項目とそれに用いた統計学的手法	主要評価項目：抜歯後の水平および垂直隆線の寸法変化、組織学的分析
結果	RP群の幅は9.2±1.2mmから8.0±1.4mmに減少した（P<0.05）が、EXT群の幅は9.1+/-1.0mmから6.4+/-2.2mmに減少した（P<0.05）。差は1.6mmであった。 RP群の垂直変化は、1.3+/-2.0mm、EXT群は0.9+/-1.6mmの損失であった（P<0.05）。2.2mmの高低差であった。
結論	FDBAおよびコラーゲンメンブレンを用いたリッジプリザベーションは、抜歯のみと比較して骨の高さおよび幅の改善が認められた。

Abstractor Comments

リッジプリザベーションによって**骨幅の吸収が1.6mm程度少なくなり、垂直的変化も2.2mmの差**がでており、リッジプリザベーションの効果を示しています。組織学分析においても、リッジプリザベーションを行ったほうが多くの骨が再生しています。

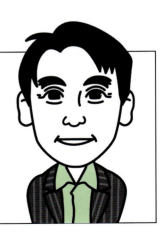

リッジプリザベーションをやる意味はあるのか？ CQ.10

1. 書誌情報

タイトル（日本語）	生体吸収性膜を用いた抜歯窩における歯槽骨の保存
タイトル（英語）	Preservation of alveolar bone in extraction sockets using bioabsorbable membranes.
著者名	Lekovic V, Camargo PM, Klokkevold PR, Weinlaender M, Kenney EB, Dimitrijevic B, Nedic M.
雑誌名，巻：頁	J Periodontol 1998; 69(9): 1044-1049.

2. 構造化抄録

目的	通常の骨再生の原理に基づく外科的技術を用いた抜歯後に、歯槽堤を保護するためのグリコリドとラクチドポリマーからなる生体吸収性膜の臨床的有効性を評価すること
研究デザイン	記述研究
研究施設	University of Belgrade, School of Dentistry, Faculty of Stomatology, Yugoslavia.
対象	2部位、前歯または小臼歯の抜歯を必要とする16名の患者
介入	頬側および舌側の全層フラップおよび抜歯後、実験部位はグリコリドとラクチドポリマーからなる生体吸収性メンブレンで覆われ、対照部位はそのままで、6ヵ月後再手術。
主要評価項目とそれに用いた統計学的手法	主要評価項目：骨の垂直的および水平的損失量
結果	実験部位において、歯槽骨の高さの損失が有意に少ない。内部ソケットの骨充填はより少なく、歯槽骨隆起の水平吸収がさらに少なかった。
結論	グリコリドおよびラクチドポリマーからなるメンブレンを有する抜歯窩の処理が、抜歯窩内の歯槽骨を保護し、歯槽堤欠陥を予防するのに有益であることを示唆している。

構造化抄録2（Positive）

Abstractor Comments

リッジプリザベーションにおける論文のほとんどは骨補填材料を填入するタイプですが、本論文は骨補填材料を使用せずに、**遮断膜のみでリッジプリザベーションを行っている珍しいもの**です。結果は骨の陥没に対して有利であるとしています。このようにリッジプリザベーションはさまざまなスタイルがあり、術者の選択の幅は広い術式です。

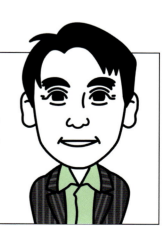

CQ.10 リッジプリザベーションをやる意味はあるのか？

構造化抄録3（Positive）

1．書誌情報

タイトル（日本語）	歯槽骨のリッジプリザベーションの影響
タイトル（英語）	The Effects of Alveolar Ridge Preservation: A Meta-Analysis.
著者名	Willenbacher M, Al-Nawas B, Berres M, Kämmerer PW, Schiegnitz E
雑誌名，巻：頁	Clin Implant Dent Relat Res 2016; 18(6): 1248-1268.

2．構造化抄録

目的	歯槽骨のリッジプリザベーション（ARP）と何もしない抜歯窩の水平的、垂直的治癒、および組織学的影響を分析すること
研究デザイン	システマティックレビュー／メタアナリシス
研究施設	1. Department of Oral and Maxillofacial Surgery, Plastic Surgery, University Medical Centre of the Johannes Gutenberg-University, Mainz, Germany. 2. Department of Mathematics and Technology, University of Applied Sciences Koblenz, RheinAhrCampus Remagen, Remagen, Germany. 3. Institute of Medical Biometry, Epidemiology, and Informatics, Johannes Gutenberg-University, Mainz, Germany. 4. Department of Oral and Maxillofacial Surgery, Plastic Surgery, University of Rostock, Rostock, Germany.
使用データベース	National Library of Medicine
対象論文数／抽出論文数	18／903
主要評価項目とそれに用いた統計学的手法	主要評価項目：含まれる文献の偏りの中程度のリスクを特徴とした。 統計学的手法：メタ分析
結果	さらなる増骨処置なしで、ARP群は90.1％、コントロール群は79.2％で埋入することができた。
結論	ARPでは歯槽骨の吸収を完全に止めることはできないものの、補助療法を受けていない場合と比較して予防することはできる。

Abstractor Comments

多くの論文から導きだされたエビデンスレベルが高い結果として、**リッジプリザベーションを行えばインプラント手術時に骨造成せずにすむ確率が80％から90％に上昇する**ことが示唆されました。しかしながら実際の臨床では、リッジプリザベーションを行ってもその効果は完全ではないことを考慮するべきでしょう。

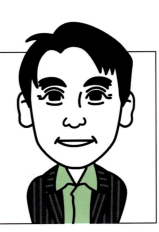

CQ.10 リッジプリザベーションをやる意味はあるのか？

構造化抄録4（Negative）

1．書誌情報

タイトル（日本語）	生物活性ガラスまたは脱塩凍結乾燥同種移植骨を移植された抜歯窩治癒の組織学的比較：パイロット研究
タイトル（英語）	Histological comparison of healing extraction sockets implanted with bioactive glass or demineralized freeze-dried bone allograft: a pilot study.
著者名	Froum S, Cho SC, Rosenberg E, Rohrer M, Tarnow D.
雑誌名，巻：頁	J Periodontol 2002; 73(1): 94-102.

2．構造化抄録

目的	さまざまな骨移植片および骨置換材料が抜歯窩の治癒に及ぼす影響を調査する信頼できるモデルを確立するため、生物活性ガラス（BG）または脱塩凍結乾燥同種移植片（DFDBA）を充填していない抜歯窩（C）に移植してから6～8カ月後の抜歯窩の治癒を比較すること
研究デザイン	nRCT
研究施設	Ashman Department of Implant Dentistry, New York University, Kriser Dental Center, New York, USA
対象	19名、抜歯窩30部位
介入	10部位はBG、10部位はDFDBA、10個のソケットは未充填のコントロールとし、6～8カ月の後、治療部位の組織学的コアを得た。これらのコアを処理し、Stevenel blue / van Giesonのピクリンフクシンで染色し、組織形態測定分析した。
主要評価項目とそれに用いた統計学的手法	主要評価項目：組織学的コアを組織形態測定分析
結果	生存している骨の平均値が、BGの場合は59.5％、DFDBAの場合は34.7％、Cの場合は32.4％であったと結論づけた。
結論	3つの治療群の間で生存骨の差は統計的に有意差はなかったが、BG材料は骨伝導材料として作用することが観察され、6～8カ月後にソケット治癒に正の効果を示した。

Abstractor Comments

多くの論文は、方法は違ってもリッジプリザベーションに対してポジティブでした。しかし本論文は、リッジプリザベーションを行っても**有意差がない**としています。ただ試験群が対照群に対して劣っているわけではありません。

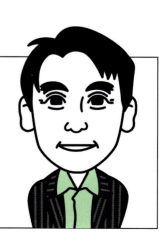

CQ.10　リッジプリザベーションをやる意味はあるのか？

骨量の維持について

Pubmedで検索された多くの論文では、リッジプリザベーションを行うことによって、抜歯窩内の歯槽骨を保つ効果を示している。

2015年のJayaraman Sによる論文[6]では、コクランレビューから抽出された論文から、さまざまな移植材料において、どの移植材料でも高いエビデンスをもってリッジプリザベーションの効果を示唆している。

組織学的な効果

多くの論文がさまざまな骨補填材料を用いてリッジプリザベーションを行い、新生骨の量や残留移植材料の量を比較している。また構造化抄録4においては、リッジプリザベーションを行った方が何も入れない抜歯窩よりも多くの骨量を得ている。しかし、Barallat Lらによるシステマティックレビューの論文[7]によると、必ずしも移植材料の使用により多くの骨を得るとは限らないともしている。この点において今後のさらなる研究が望まれる。

臨床的意義

そもそもリッジプリザベーションは、「抜歯窩内に骨造成をしてインプラント埋入手術時に埋入をしやすくする手技」ではない。「抜歯窩の歯槽骨を保つ」ことが目的である。

しかしながら、「リッジプリザベーションを行ったら、抜歯窩内に骨ができる」場合もあるため、リッジプリザベーションの役割を混同してしまう場合がある。

もしリッジプリザベーションをしなかったら、それをした場合に比べて歯槽骨の吸収が大きいため、骨吸収を抑制する効果を期待してリッジプリザベーションを行うことは意義があるが、われわれ臨床家が高価な骨補填材料を使用してそれを行うのは、「できれば抜歯窩内に骨ができてほしい」という思いもあるからである。

もちろんいくつかのリッジプリザベーションの手法の中には、減張切開など行い骨造成を同時に行う方法もあるが、その手技は抜歯時において煩雑でハードルが高い。特に必ずしもインプラント治療が決定していない場合の抜歯時にはもっとシンプルな手技が望ましい。「抜歯時において少しでも簡単に行えて、抜歯窩の歯槽骨を保つのはもちろん、少しでも抜歯窩内の骨再生に有利な手法」が望まれるが、現在「これが正解」という方法は見つけることはできていない。今後の検証が望まれる。

現在の時点でわれわれ術者ができることとして、「何を目的にしているのか」考えを整理して、リッジプリザベーションを行うことが大切と考えられる。

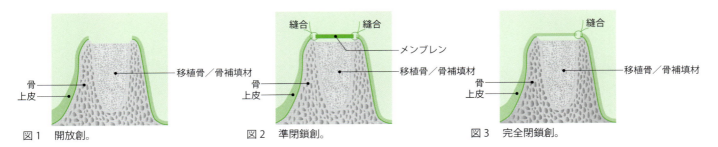

図1　開放創。　　図2　準閉鎖創。　　図3　完全閉鎖創。

参考文献

1. Ashman A, Bruins P. Prevention of alveolar bone loss postextraction with HTR grafting material. Oral Surg Oral Med Oral Pathol 1985;60(2):146-153.
2. Lekovic V, Kenney EB, Weinlaender M, Han T, Klokkevold P, Nedic M, Orsini M. A bone regenerative approach to alveolar ridge maintenance following tooth extraction. Report of 10 cases. J Periodontol 1997;68(6):563-570.
3. Sclar AG. Preserving alveolar ridge anatomy following tooth removal in conjunction with immediate implant placement. The Bio-Col technique. Atlas Oral Maxillofac Surg Clin North Am 1999;7(2):39-59.
4. Wang HL, Kiyonobu K, Neiva RF. Socket augmentation: rationale and technique. Implant Dent 2004;13(4):286-296.
5. Avila-Ortiz G, De Buitrago JG, Reddy MS. Periodontal regeneration - furcation defects: a systematic review from the AAP Regeneration Workshop. J Periodontol 2015;86(2 Suppl):S108-s130.
6. Jayaraman S. Intervention for replacing missing teeth: Alveolar ridge preservation techniques for dental implant site development - evidence summary of Cochrane review. J Indian Prosthodont Soc 2015;15(4):381-385.
7. Barallat L, Ruíz-Magaz V, Levi PA Jr, Mareque-Bueno S, Galindo-Moreno P, Nart J. Histomorphometric results in ridge preservation procedures comparing various graft materials in extraction sockets with nongrafted sockets in humans: a systematic review. Implant Dent. 2014;23(5):539-554.

11 クレスタルアプローチはラテラルアプローチより臨床成績が劣るのか？

A.11 クレスタルアプローチにおいて、既存骨4mm以下では生存率が下がる。しかし既存骨5～8mmでは同等である

結論

サイナスリフトにおいて必ずしも生存率が成功率とは限らないが、既存骨4mm以下のクレスタルアプローチを行う場合は生存率が低いことを考慮するべきといえる。また既存骨5mm以上では信頼性が高い手法であるといえる。

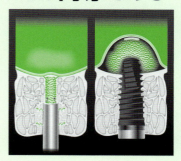

サイナスリフトとは

サイナスリフトは、上顎臼歯部において上顎洞の拡大あるいは上顎臼歯部における骨吸収によって上顎洞までの垂直的骨量が不足した場合、インプラントの埋入のために行われる骨造成術式である。骨移植材料のボリュームを増加させる、もしくはリモデリングの際の吸収を防ぐために、多くの場合で自家骨移植材料は代用骨を混合したうえで使用される。

サイナスリフトの歴史

Tatumは1975～76年にかけて上顎洞側壁からシュナイダー膜を挙上したのちに骨移植を行い、同時にインプラントの埋入をした。これが最初のサイナスリフトである。その後、1980年にByoneとJamesによって側方開窓術が報告され、1994年にSummersによってオステオトームテクニックの2法が報告された[1～4]。

リフトの方向

サイナスリフトには大別して、ラテラルアプローチとクレスタルアプローチに分けられる。

日本では習慣的に、ラテラルアプローチによるサイナスリフトのことを「サイナスリフト」、クレスタルアプローチによるサイナスリフトを「ソケットリフト」と呼んでいるが、海外においてソケットリフトとは、オステオトーム法もしくはクレスタルアプローチなどと呼ばれている。さらに近年、サイナスリフトの手術法に新しい方法が出てきた。ピエゾサージェリーを使用した方法やリフティングドリルを使用した方法などが報告されている[5]。これらの方法は次第に検証されていくと思われる。

既存骨幅

その多くは既存骨幅が5mmもしくは6mmあればクレスタルアプローチが可能であり、それ以下ではラテラルアプローチが推奨されるというものであった。しかしこれらはいわゆる「エキスパートオピニオン」であり、エビデンスとして高く位置づけられているものではない。またこれらについて、「クレスタルアプローチは盲目的であるため、ラテラルアプローチに対して非確実であるか？」「クレスタルアプローチは吸収性膜などによる術中のリカバリーができないため、ラテラルアプローチに対して非確実であるか？」「クレスタルアプローチは既存骨が何mm以上に対して行われたらいいか？」「われわれ臨床家にとって、クレスタルアプローチは臨床上どのような位置づけと考えればいいのか？」などの疑問がある。

そこで、サイナスリフトに対してクレスタルアプローチはいかに有効な手法であるか、または非有効であるのかを多くの論文からリサーチし、代表的な論文を挙げ、検証する。

CQ.11 クレスタルアプローチはラテラルアプローチより臨床成績が劣るのか？

構造化抄録 1 (Positive)

1．書誌情報

タイトル（日本語）	1ステージサイナスリフトのラテラルとクレスタルアプローチにおけるインプラント生存率 – 体系的なレビューとメタ解析
タイトル（英語）	Implant Survival in One-Stage Lateral versus Crestal Sinus Lift Procedures - A Systematic Review and Meta-Analysis
著者名	Omar Ragab, Karim M. Fawzy El-Sayed, John Zaki, Ahmed El-Khadem and Mona Shoeib.
雑誌名，巻：頁	Indian Journal of Science and Technology 2017; 10(13): DOI: 10.17485/ijst/2017/v10i13/99853

2．構造化抄録

目的	1段階の横方向またはクレスタルアプローチを用いて、4～8mmの残留骨高を有する後顎下顎に配置された歯科インプラントの生存を研究すること
研究デザイン	システマティックレビュー／メタアナリシス
研究施設	Oral Medicine and Periodontology Department, Faculty of Dentistry, Fayoum University（エジプト）
使用データベース	MEDLINE、the Cochrane Library、EMBASE
対象論文数／抽出論文数	4論文／1,321論文
主要評価項目とそれに用いた統計学的手法	主要評価項目：タイトルと抄録のスクリーニング後、フルテキスト評価 統計学的手法：メタ分析
結果	1,321論文の審査により4件の適格論文が得られた。含まれたレトロスペクティブコホート研究は高いリスクを示したが、RCTではバイアスのリスクが低かった。メタ分析では、両方のアプローチでインプラントの生存率に差は見られなかった[RR = 1.01（95% CI：0.98-1.05）]。
結論	低侵襲的なクレスタルアプローチは、4～8mmの残留骨高を有する患者における1ステージラテラルアプローチの代替法とすることができる。

Abstractor Comments

多くの論文から4論文が抽出され、高いエビデンスからの研究が行われています。**既存骨4～8mmの症例ではクレスタルアプローチとラテラルアプローチは同等**であると示されました。
しかし、既存骨3mm以下ではクレスタルアプローチが劣ることが示されたわけではありません。

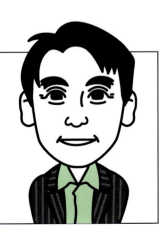

クレスタルアプローチはラテラルアプローチより臨床成績が劣るのか？　CQ.11

構造化抄録2（Negative）

1．書誌情報

タイトル（日本語）	骨移植を伴ったオステオトームを用いた上顎洞挙上術：多施設での長期経過
タイトル（英語）	The bone-added osteotome sinus floor elevation technique: multicenter retrospective report of consecutively treated patients.
著者名	Rosen PS, Summers R, Mellado JR, Salkin LM, Shanaman RH, Marks MH, Fugazzotto PA.
雑誌名，巻：頁	Int J Oral Maxillofac Implants 1999; 14(6): 853-858.

2．構造化抄録

目的	骨移植材料を使用したオステオトームによる即時インプラント埋入が有効か否かを多施設で共通した機器により検証すること
研究デザイン	分析疫学的研究
研究施設	8施設、9臨床家、Paul Fugazzotto：Milton, MARichard Lazzara：West Palm Beach, FLRobert Levine：Philadelphia, PAManuel H. Marks：Langhorne, PAJose R. Mellado：Philadelphia, PAPaul S. Rosen：Langhorne, PARichard Shanaman：Reading, PARobert Summers：Ardmore, PAMark Weingarden：Allison Park, PA
対象	計101名（男性37名、女性64名）　平均年齢56.1歳（31～81歳）、174本のインプラント
介入	サマーズ法に準じる 使用補填材料：凍結乾燥骨同種移植片、Osteograf-N（Ceramed、Lakewood、CO）、Bio-Oss®（Osteohealth、Shirley、NY）、自家骨、脱塩凍結乾燥骨同種移植片 免荷期間：5～11ヵ月（平均7ヵ月）
主要評価項目とそれに用いた統計学的手法	主要評価項目：生存の基準 　1．インプラント体の動揺がないこと 　2．放射線写真では、インプラント周囲の放射線不透過性がないこと 　3．垂直的骨吸収は、2mm以下である 　4．疼痛、感染、神経障害、または感覚異常／麻酔のような持続的および／または不可逆的徴候がないこと 統計学的手法は不明
結果	術前の骨の高さが4mm以下の場合、生存率が85.7％と予知性が下がる。
結論	平均付加期間が20.2ヵ月と短期間の調査。骨補填材料を併用したオステオトーム法での上顎洞挙上術は安全な方法といえる。しかし、術前の骨が4mm以下の場合や喫煙者である場合はインプラント生存率が低下する。

Abstractor Comments

付加後の期間が20ヵ月と短いが、対照インプラント数174本と比較的多い研究です。クレスタルアプローチは良好な結果が得られますが、**既存骨4mm以下の症例では生存率が下がる**と報告されています。しかし、明確なラテラルアプローチとクレスタルアプローチの比較ではありません。

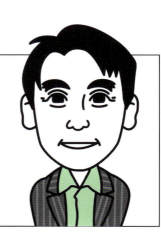

CQ.11　クレスタルアプローチはラテラルアプローチより臨床成績が劣るのか？

構造化抄録3 (No Answer)

1. 書誌情報

タイトル（日本語）	直接的または間接的な上顎洞挙上術：比較
タイトル（英語）	Direct vs. indirect sinus lift procedure: A comparison.
著者名	Pal US, Sharma NK, Singh RK, Mahammad S, Mehrotra D, Singh N, Mandhyan D.
雑誌名，巻：頁	Natl J Maxillofac Surg 2012; 3 (1): 31-37.

2. 構造化抄録

目的	クレスタルアプローチとラテラルアプローチの上顎洞挙上術の異なる方法の比較検討
研究デザイン	nRCT
研究施設	Department of Oral and Maxillofacial Surgery, CSM Medical University, Lucknow, India
対象	22～55歳の20名の上顎臼歯部が喪失している患者、25インプラント
介入	パノラマX線写真にて最終的な骨の高さを測定
主要評価項目とそれに用いた統計学的手法	主要評価項目：術後の臨床評価は、疼痛、歯肉の炎症状態、安定性、腫脹および骨の高さに基づく。 統計学的手法統計分析は、社会科学統計パッケージ（バージョン15.0）（SPSS Inc.、Chicago、IL、USA）を用いた。
結果	骨の高さの増加は、オステオトーム法（平均4.4mm）によるクレスタルアプローチによる間接的方法よりも、ラテラルアプローチ（平均8.5mm）による直接的方法において有意に大きかった。
結論	オステオトーム技術は、6mmを超える残留骨高が存在し、3～4mmの増加が予想される場合に推奨される。より高度な再吸収の場合、側方吻合による直接的な方法が行われなければならない。両方の洞の仰角の技術は、インプラントの成功率に影響を与えていない。

Abstractor Comments

オステオトーム法の挙上量4.4mmというのは、著者がそのような症例に対してオステオトーム法を採用しただけであり、4.4mmしか挙上できない理由にはならないと思われます。
したがって、既存骨6mm以上の症例に対してのみオステオトーム法が推奨されるというのは、著者の個人的な意見であるといえるでしょう。

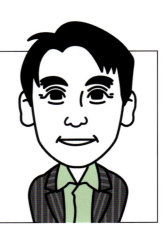

クレスタルアプローチはラテラルアプローチより臨床成績が劣るのか？ CQ.11

構造化抄録4（Negative）

1. 書誌情報

タイトル（日本語）	上顎洞骨移植後と同時埋入後の上顎洞骨移植片の吸収
タイトル（英語）	Resorption of bone graft after maxillary sinus grafting and simultaneous implant placement.
著者名	Kim YK, Kim SG, Kim BS, Jeong KI.
雑誌名，巻：頁	J Korean Assoc Oral Maxillofac Surg 2014; 40(3): 117-122.

2. 構造化抄録

目的	この研究の目的は、2段階インプラント配置後の3年にわたるサイナス内グラフトの再吸収を評価すること
研究デザイン	nRCT
研究施設	oral and maxillofacial surgeon at Seoul National University Bundang Hospital.
対象	30名　オステオトームテクニック15症例、ラテラルアプローチ25症例
介入	（1）手術直後、（2）上部構造装着後、（3）経過観察中に、パノラマ撮影を行い、上顎骨の垂直高さを3回測定。 グラフトされた上顎洞の最も高い部位とインプラントの中央との間の距離を計算。グラフトされた骨吸収の量は、（1）と（3）の骨の高さの差として定義された。
主要評価項目とそれに用いた統計学的手法	主要評価項目：手術前、手術直後、および最終追跡観察時における上顎骨の垂直高さの平均および標準偏差を評価。合併症によって引き起こされる上顎洞内に移植された骨の変化も評価。 移植骨の吸収高さの差は、独立した試料t検定を用いて分析。有意性はP<0.05で評価。統計学的手法：統計分析のために、PASW Statistics 17.0（IBM Co.、Armonk、NY、USA）ソフトウェアを使用した。
結果	上顎洞骨移植片および移植片配置後の平均47.6ヵ月の症例の評価は、上顎骨移植片材料の平均吸収体積が3.15±2.95mmであった。
結論	骨吸収量は、外科的方法、使用された骨移植材料のタイプ、または手術中の洞孔穿孔と有意に関連していなかった。

Abstractor Comments

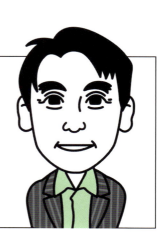

サイナス内にグラフトされた骨は4年間で3mm程度吸収されることが示されました。吸収量は、ラテラルとクレスタルでの有意差はないとされました。また、自家骨を含むグループと含まないグループでの有意差はありませんでした。

CQ.11 クレスタルアプローチはラテラルアプローチより臨床成績が劣るのか？

構造化抄録に対する解説

構造化抄録1では、既存骨4～8mmおいてはクレスタルアプローチとラテラルアプローチは同等であると示された。患者の侵襲を考慮すると既存骨4mm以上の症例においてはクレスタルアプローチを選択するのが望ましいと思える。構造化抄録2では、クレスタルアプローチにおいて生存率が96％だが、既存骨の高さが4mm以下では85.7％と低下したという報告があり、クレスタルアプローチの既存骨に対する目安となりうるかもしれない。構造化抄録4では、上顎洞内に移植された骨は4年間で垂直的高さが3mm程度吸収することが示された。このことは、挙上量を決める際の目安となりうると思われる。

しかし別の論文では、HAコーティングインプラントを使用した63名の患者160本既存骨幅が3mm～5mmのクレスタルアプローチ症例での良好な成績が報告されている[6]。さらに他の論文では、既存骨幅が3mm～5mmの症例において、サイナスリフトと同時にインプラント埋入を行い良好な結果が得られていると報告されている[7]。しかし、サイナスリフトにおいて骨補填材料が漏れてしまい、既存骨のみでインプラントが支持されるケースも考えられるため、生存率は必ずしも成功率とはいえず、長期レポートやRCTによるレビューが望まれる。

移植材料に関する論文では、本4論文以外にも自家骨、Bio-Oss®、β-TCPなどの評価を行っているが、多くはどれを使用しても良好であり、明確な結論がない。

サイナスリフトにおけるシュナイダー膜の穿孔は、論文により大きく分かれる。ラテラルアプローチにおいて44％穿孔したという報告もあれば、クレスタルアプローチにおいて3.8％しか穿孔しなかったという報告もある。また、シュナイダー膜の穿孔の有無は、インプラントの残存率に関連しないという報告もある。

移植材料に関する論文では、本4論文以外にも自家骨、Bio-Oss®、β-TCPなどの評価を行っているが、多くはどれを使用しても良好であり、明確な結論がない。

また、最近では移植材料を使用しないサイナスリフトも報告されている。Yan Mらによるメタアナシスによると、グラフトフリーによるサイナスリフトの生存率は98％でグラフトとの有意差はないとされている[8]。今後この分野の臨床や研究が進むと考えられる。サイナスリフトにおけるシュナイダー膜の穿孔は、論文により大きく分かれる。

今後、シュナイダー膜の穿孔の基準が明確にされていることが望まれる。これらから、クレスタルアプローチは概ね信頼できる方法といえる。

クレスタルアプローチにおいてもラテラルアプローチにおいてもシュナイダー膜の穿孔は術前から予想されるため、術前からそのリカバリーの知識を持っていることが臨床的トラブルを回避するために必要と思われる。

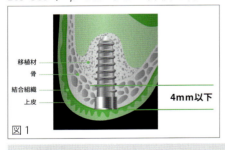

図1

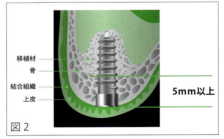

図2

構造化抄録2で示されたように、クレスタルアプローチでは既存骨4mm以下の場合生存率が下がる。図1：骨の厚みが4mm以下でのクレスタルアプローチ。図2：骨の厚みが4mm以上でのクレスタルアプローチ。（水口稔之．3D診断を活用したソケットリフト．IMPLANT JOURNAL 2010; 42: 145より引用・改変）

参考文献

1. Laney W.R. Glossary of oral and Maxillofacial Implants. Berlin: Quintessence Pub Co, 2007.
2. Summers RB. A new concept in maxillary implant surgery:the osteotome technique. Compendium 1994 ;15(2):152,154-156,158 passim; quiz 162.
3. Summers RB. The osteotome technique: Part 2--The ridge expansion osteotomy（REO）procedure. Compendium 1994;15(4):422, 424, 426, passim; quiz 436.
4. Summers RB. The osteotome technique: Part 3--Less invasive methods of elevating the sinus floor. Compendium 1994 Jun;15(6):698, 700, 702-4 passim; quiz 710.
5. Kim YK, Cho YS, Yun PY. Assessment of dentists' subjective satisfaction with a newly developed device for maxillary sinus membrane elevation by the crestal approach. J Periodontal Implant Sci 2013;43(6):308-314.
6. Peleg M, Mazor Z, Garg AK. Augmentation grafting of the maxillary sinus and simultaneous implant placement in patients with 3 to 5 mm of residual alveolar bone height. Int J Oral Maxillofac Implants 1999;14(4):549-556.
7. Cordioli G, Mazzocco C, Schepers E, Brugnolo E, Majzoub Z. Maxillary sinus floor augmentation using bioactive glass granules and autogenous bone with simultaneous implant placement. Clinical and histological findings. Clin Oral Implants Res 2001;12(3):270-278.
8. Yan M, Liu R, Bai S, Wang M, Xia H, Chen J. Transalveolar sinus floor lift without bone grafting in atrophic maxilla: A meta-analysis. Sci Rep 2018;8(1):1451.

12 糖尿病はインプラントの治療結果に影響するのか？

A.12 治療結果に影響を与えないためにも病状を把握し内科担当医と連携を図り、感染を防ぐ必要がある

結論
易感染性を特徴とする糖尿病患者には、術前に徹底した感染除去をする必要がある。インパクトの高い論文においても、管理下にある糖尿病患者のインプラント治療への影響は見られないとする結果が多い。しかし、糖尿病は歯周病のリスクでありメインテナンス時においてインプラント周囲炎発症のきっかけとなるため口腔衛生指導を厳格に行う必要がある。

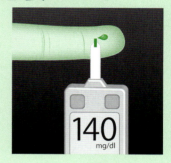

知っておきたい糖尿病について
現在糖尿病、特に2型糖尿病の発生率が急速に上昇し、その予備軍は4000万人に達するといわれている[1]。その絶対数の増加とともに高齢化社会である日本では、予備軍を含めると高齢者の半数近くが糖代謝異常の状態にあると考えられている[2]。

糖尿病の診断と分類
日本糖尿病学会の診断フローチャート（P.78 図1）でのポイントは以下となる。高血糖とは絶食時血糖値126mg/dL以上、随時血糖値200mg/dL以上、経口糖負荷試験2時間200mg/dL以上のいずれかある場合をいい、過去2、3ヵ月の血糖推移を表すHbA1cは6.5％以上（採血時の条件は問わない）を高値としている[3]。

糖尿病の診断基準として、次のものが存在する。
- 高血糖＋高血糖（1ヵ月以内に再検）
- 高血糖＋HbA1c高値
- 高血糖＋典型的自覚症状（口喝／多飲／多尿／体重減少）
- 高血糖＋確実な糖尿病網膜症（眼底検査で確認）

上記により、糖尿病と診断されると発症機序に基づき成因分類をし、Ⅰ型、Ⅱ型、その他の特定原因（遺伝子異常など）による特定糖尿病の3種類に分類される。Ⅰ型は小児に好発するとされてきたが、高齢者に至るまで全年齢で発症することがわかっており、全体の5％に及ぶ。しかも、Ⅰ型糖尿病患者は歯周病の頻度が高く重症化しやすいことが報告されている。糖尿病は血管の老化を加速させる血管病であり、その発生場所により最小血管障害（神経障害、網膜症、腎症）、大血管障害（壊疽、脳梗塞、脳出血、狭心症、心筋梗塞）[4]、そして歯周病などの合併症を誘発するため、抜歯やインプラント埋入などの外科処置時に感染を起こさないよう細心の注意が必要である。

診療で注意すべき糖尿病患者の症状
前述のような合併症を自覚していない患者や、隠れ糖尿病患者を見逃さないために、チェアサイドでの患者への問診でリスク回避をするよう心がけたい。できれば簡易型血糖測定器を準備しておく。

糖尿病患者が抜歯やインプラント治療により一時的に食事がとれなくなると（シックデイ）、いつもの内服用量では低血糖を起こす可能性があるので、治療後の食事摂取に支障がないか確認をする。必要に応じて主治医に連絡する。インスリン治療中の糖尿病患者が低血糖を起こしたときはブドウ糖投与が基本対応となるので、専用のブドウ糖タブレットやブドウ糖ゼリーを常備しておくと安心である。

CQ.12 糖尿病はインプラントの治療結果に影響するのか？

構造化抄録1（Positive）

1．書誌情報

タイトル（日本語）	糖尿病と血糖コントロールにおけるオッセオインテグレーションへの影響：システマティックレビュー
タイトル（英語）	Impact of diabetes mellitus and glycemic control on the osseointegration of dental implants: a systematic literature review.
著者名	Javed F, Romanos GE.
雑誌名，巻：頁	J Periodontol 2009; 80(11): 1719-1730.

2．構造化抄録

目的	・糖尿病患者はインプラント手術の適応といえるか ・高血糖と血糖コントロールはオッセオインテグレーションにどう影響するのか についての質問をレビューすること
研究デザイン	システマティックレビュー
研究施設	Department of Dental Medicine, Karolinska Institute, Hudding, Sweden
使用データベース	MEDLINE/PudMed
対象論文数／抽出論文数	18／33
主要評価項目とそれに用いた統計学的手法	検索Wordとして以下の語を組み合わせた：歯科インプラント、即時加重インプラント、オッセオインテグレーション、歯周病、糖尿病、高血圧、メタボリック、コントロール、血糖コントロール 主要評価項目：人間と糖尿病を誘発された動物モデルを対象とし、対象変数は糖尿病患者におけるインプラント生存率、高血糖と血糖コントロールの骨への影響、糖尿病患者における歯科インプラントのメインテナンス 統計学的手法：メタ分析
結果	選抜基準を満たしたのは18件で、管理されていない糖尿病はインプラントにおけるオッセオインテグレーションに悪影響を及ぼすが、血清血糖の最適制御下では、成功させることができるとしている。動物実験ではインスリン管理下のラットでは成功し、管理されていないラットでは骨－インプラント結合が時間の経過とともに減少すると報告。
結論	コントロール下にある糖尿病患者は糖尿病でない被験者と同様にオッセオインテグレーションを成功させることができる。

Abstractor Comments

血糖値とHbA1cが正常値に保たれている糖尿病患者はインプラントにおけるオッセオインテグレーションの成功と高い生存率を得ることができますが、歯周病のリスクを伴うことを忘れずに長期のメインテナンスをしていくことが必要であるとしています。

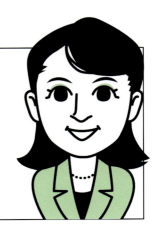

糖尿病はインプラントの治療結果に影響するのか？　CQ.12

構造化抄録2（Positive）

1．書誌情報

タイトル（日本語）	Ⅱ型糖尿病患者における従来、および先進的なインプラント治療：外科的プロトコールと経年的臨床結果
タイトル（英語）	Conventional and advanced implant treatment in the type II diabetic patient: surgical protocol and long-term clinical results.
著者名	Tawil G, Younan R, Azar P, Sleilati G.
雑誌名，巻：頁	Int J Oral Maxillofac Implants 2008; 23(4): 744-752.

2．構造化抄録

目的	Ⅱ型糖尿病によるインプラント残存率・合併症率への影響を調査すること
研究デザイン	nRCT
研究施設	多施設（Private Practice, Jbeil, Lebanon）
対象患者	無歯顎患者でHbA1cの平均が7.2％でメインテナンスプログラムに従うⅡ型糖尿病患者
主要評価項目とそれに用いた統計学的手法	主要評価項目：非糖尿病患者を対照群とし、臨床的な糖尿病に関する要因と歯周パラメータ（PI、BOP、PD）によるインプラント生存への影響 統計学的手法：単変量、多変量方法
結果	平均64.7歳、45名の糖尿病患者で255本のインプラント治療後を1〜12年観察。対照群は45名244本のインプラント治療を受けた。血糖値管理がよくされたグループ（HbA1c＜7％, P=.33）とある程度管理されたグループ（HbA1c 7〜9％, P=.37）の間で統計的有意差はなかった。 糖尿病グループ全体のインプラント生存率は97.2％であり、年齢、性別、糖尿病病例、低血糖時の対処方法の間で有意差は見られなかった。
結論	糖尿病患者において、非糖尿病患者と比較してインプラントに関して統計的に有意差は見られなかった。

Abstractor Comments

HbA1c 7〜9のある程度コントロールされたグループもインプラント生存率は良かったとされているものの、術後の**メインテナンスプログラムをきちんと受けている患者**であることに注目しておく必要があるでしょう。

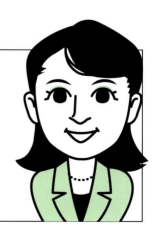

CQ.12　糖尿病はインプラントの治療結果に影響するのか？

構造化抄録3 (Negative)

1．書誌情報

タイトル（日本語）	ブラジル人被験者のインプラント周辺疾患の有病率とリスク変数
タイトル（英語）	Prevalence and risk variables for peri-implant disease in Brazilian subjects.
著者名	Ferreira SD, Silva GL, Cortelli JR, Costa JE, Costa FO.
雑誌名，巻：頁	J Clin Periodontol 2006; 33(12): 929-935.

2．構造化抄録

目的	インプラント周辺疾患の有病率を実証し、インプラント周囲粘膜炎、インプラント周囲炎に関連したリスク変数を分析すること
研究デザイン	分析疫学的研究
研究施設	多施設 （Department of Periodontology, Federal University of Minas Gerais, Bela Horizone, Brazil）
対象患者	部分欠損から無歯顎者にインプラントが埋入された212名
介入	インプラントはBrazilにある5大学 post-graduate students によって埋入 術前2ヵ月間抗菌剤を使用し喫煙者（8％）には術前3ヵ月の禁煙
主要評価項目とそれに用いた統計学的手法	主要評価項目：X線、および臨床的にインプラント周囲の評価 統計学的手法：周囲疾患とさまざまな独立変数との関連度を重回帰分析によって調べた。
結果	インプラント周囲粘膜炎、インプラント周囲炎の有病率はそれぞれ64.4％、8.9％であった。多変量解析によって歯周炎の存在と糖尿病はインプラント周囲炎リスクの増加と有意に関連していた。
結論	歯周炎と糖尿病を発症し口腔衛生不良である被験者はインプラント周囲炎になりやすい。

Abstractor Comments

術後6ヵ月ごと5年間のフォローアップをしていますが、メインテナンスはされていません。その結果、インプラント粘膜炎および周囲炎の有病率が上がっています。**糖尿病が歯周病のリスク**となった結果といえるでしょう。

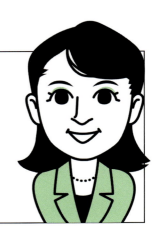

糖尿病はインプラントの治療結果に影響するのか？　CQ.12

構造化抄録4（Negative）

1. 書誌情報

タイトル（日本語）	Ⅱ型糖尿病はラットにおいてインプラントのオッセオインテグレーション能力を損なう
タイトル（英語）	Type 2 diabetes impairs implant osseointegration capacity in rats.
著者名	Hasegawa H, Ozawa S, Hashimoto K, Takeichi T, Ogawa T.
雑誌名，巻：頁	Int J Oral Maxillofac Implants 2008; 23(2): 237-246.

2. 構造化抄録

目的	Ⅱ型糖尿病のラットモデルにおいて、チタン性インプラント周辺の骨治癒を組織学的、組織形態計測的に評価
研究デザイン	動物実験
研究施設	Aichi Gakuen University School of Dentistry
対象患者	ラット
介入	38週のオスを使用し、愛知学院大学動物リサーチ会が推奨するプロトコールに従った。
主要評価項目とそれに用いた統計学的手法	主要評価項目：チャンバー付きチタンとインプラントをオスの正常ラットと遅発性高血糖や肥満などを、Ⅱ型糖尿病の症状に近似するように遺伝子組み換えをしたオスのラットに埋入し、インプラントバー内で成長した組織の断面を組織学的に評価。
結果	糖尿病グループにおけるインプラント周囲の骨量は骨皮質領域で対照群に比べ少なく、骨髄領域は差がなかった。骨－インプラント結合％は糖尿病グループの骨皮質、骨髄領域ともに著しく低く、4週目の結合は対照群の61％に比べ12％であった。
結論	Ⅱ型糖尿病は骨皮質と骨髄とでオッセオインテグレーション能力を損なわせた。骨皮質の骨量低下と骨皮質と骨髄における骨－インプラント結合の低下は著しいものであった。

Abstractor Comments

使用されたラットは、インスリン分泌液が40週目には減少し始め、膵臓β細胞への脂肪毒性が起こってくると記述されています。これは、38週のラットでは進行したインスリン感受性と減少したインスリン分泌液による、著しく進行した慢性糖尿病の状態であることに注意が必要です。しかも動物の生物学的反応は人間のそれとはしばしば異なるので、あくまで動物実験上であることを念頭に置く必要があります。また、この実験はラットの大腿骨を使用しているため、人間の顎骨と異なる組織であり、生物学的反応も同一とは考えにくいでしょう。

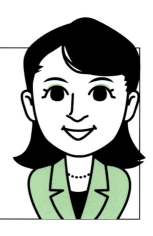

CQ.12 糖尿病はインプラントの治療結果に影響するのか？

構造化抄録に対する解説

　糖尿病の第6の合併症といわれている歯周病はインプラント周囲炎のリスクとなるといわれており、糖尿病患者に対するインプラント治療では歯周病に対して配慮をする必要がある。構造化抄録でのDiscussionにおいても論議されており、それを踏まえて糖尿病がインプラント治療結果に影響を与えるかを考察したい。

　構造化抄録1ではコントロール下にある糖尿病患者では非糖尿病患者と同等にオッセオインテグレーションを得られるとしている。血糖値の維持は骨芽細胞の機能を高める助けとなり、歯周の骨減少の進みは血糖コントロール良好な糖尿病患者が不良な患者と比べると減少するが[5]、一方、口腔バイオフィルムに炎症反応を増加させる可能性があり[6]、高齢者など歯肉炎に感染しやすい人への条件を悪化させる可能性もある。

　構造化抄録2でも糖尿病患者におけるインプラントの生存率を高める歯周の健康状態を維持することが必須であるとしている。炎症を起こしている歯周病は肥満と類似して、インスリン抵抗を増加する可能性があることが報告されており[7]、それによって血糖コントロールをさらに悪化させる。歯垢は歯周破壊において主要な病原性要因となり、糖尿病患者は非糖尿病患者に比べると、歯垢指数、BOP、PDが高いことが報告されている[8]。

　構造化抄録3では口腔衛生不良である糖尿病患者では血糖コントロールがされていても、インプラント周囲炎になりやすいとしており、糖尿病患者では厳格な口腔衛生管理が必要であることを裏付けている。

　即時加重インプラントにおいても、血糖コントロールが良好な糖尿病患者の骨結合は成功に至るとしており[9]、総合的に糖尿病患者に対するインプラント治療は厳格に血糖コントロールがなされていれば、骨結合に影響はないと解釈することができる。

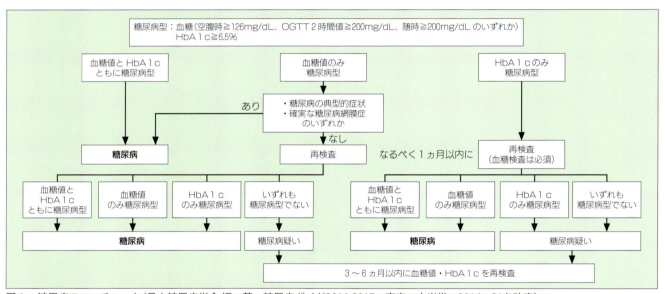

図1　糖尿病フローチャート（日本糖尿病学会 編・著. 糖尿病ガイド2016-2017. 東京：文光堂, 2016；21を改変）

参考文献

1. 小学館（編）. ヒサヤマ・スタディ（久山町研究）50年でわかった 糖尿病のおそるべき真実. 週刊ポスト 2016;48(35):136-140.
2. 厚生労働省. 平成27年国民健康・栄養調査. 2016.
3. 西田 亙. 内科医から伝えたい歯科医院に知ってほしい糖尿病のこと. 東京：医歯薬出版, 2017;26.
4. 西田 亙. 内科医から伝えたい歯科医院に知ってほしい糖尿病のこと. 東京：医歯薬出版, 2017;32.
5. Taylor GW, Burt BA, Becker MP, Genco RJ, Shlossman M. Glycemic control and alveolar bone loss progression in type 2 diabetes. Ann Periodontol 1998;3(1):30-39.
6. Andriankaja OM, Barros SP, Moss K, Panagakos FS, DeVizio W, Beck J, Offenbacher S. Levels of serum interleukin (IL)-6 and gingival crevicular fluid of IL-1beta and prostaglandin E(2) among non-smoking subjects with gingivitis and type 2 diabetes. J Periodontol 2009;80(2):307-316.
7. Mealey BL, Oates TW; American Academy of Periodontology. Diabetes mellitus and periodontal diseases. J Periodontol 2006;77(8):1289-1303.
8. Heckmann SM, Heckmann JG, Linke JJ, Hohenberger W, Mombelli A. Implant therapy following liver transplantation: clinical and microbiological results after 10 years. J Periodontol 2004;75(6):909-913.
9. Tawil G, Younan R, Azar P, Sleilati G. Conventional and advanced implant treatment in the type II diabetic patient: surgical protocol and long-term clinical results. Int J Oral Maxillofac Implants 2008;23(4):744-752.

13 インプラントの咬合は特別か？

A.13 インプラントの咬合は必ずしも特別とはいえない

結論
インプラントは天然歯と異なる様式で顎骨に植立されており、両者の咬合には異なった配慮が必要である。しかし現在のところインプラントに付与すべき咬合のガイドラインは決定性を欠いており、おおよそは天然歯の咬合に準拠している。

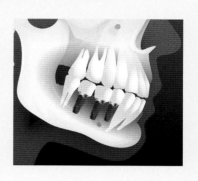

補綴としてのインプラント

適切な咬合は、正しい顎位、安定した咬合接触、調和の取れたガイド、適切な咬合平面等を必要とする。補綴治療は患者が元来備えていたこれら要件を再現するものである。その意味ではインプラントの咬合は天然歯の咬合と同様である。しかし、狭義の咬合というべき咬合接触ではインプラントと天然歯の違いが論点となる。

Key Difference: 歯根膜

インプラントと天然歯の機能的な相違は歯根膜の有無に起因する。歯根膜がないインプラントは以下の特徴をもつ。

- 咬合力が直接的にコンポーネントや骨の界面に伝わる
- 咬合時に沈下せずインプラントのみに負荷が集中する可能性がある
- メカノセプターに乏しく咬合力のコントロールに劣る

これらの機能的マイナス作用に対応するため、咬合接触状態の調整による機能の適正化が提案された。天然歯の垂直的変位量25〜100μmに対するインプラントの変位量3〜5μm[1,2]を、補綴的手法で克服する試みである。

インプラントを守る咬合

10g重を感知する天然歯に対し100g重が感知しづらいインプラントは鈍感な器官である。さらに干渉能力に乏しいインプラントには負担荷重が加わりやすい。

そのような負担荷重を避けるためにMisch[3]により提唱された概念はImplant-protected occlusionであり、インプラントの咬合を歯根膜の沈下量分低くして周囲骨への応力を緩和させるというものである。

しかし負担荷重については、周囲骨の吸収を引き起こすというAdell[4]らに対し、感染の影響を重視するLang[5]らは相反する論理を展開している。残念ながら双方ともに十分なエビデンスを有するとは言い難い。

天然歯を守る咬合

インプラントに加わる咬合力は同時に対合天然歯にも加わるため対合歯への負担荷重も考慮する必要がある。補綴学会のポジションペーパー[6]では、対合歯が生活歯の際は咬合調整は天然歯同様に行い、失活歯の際は歯根膜の変位量を考慮した咬合調整を行うと述べられている。このようにインプラントの咬合は多元論的な回答が必要と考えられる。

図1 インプラントと天然歯の変位量。（一般社団法人日本インプラント臨床研究会（編）. TMD・咬合のための重要12キーワード・ベスト240論文. 東京：クインテッセンス出版, 2016. より引用・改変）

CQ.13 インプラントの咬合は特別か？

構造化抄録1（Positive）

1. 書誌情報

タイトル（日本語）	インプラント治療における咬合への考慮：臨床ガイドラインと生体力学的根拠
タイトル（英語）	Occlusal considerations in implant therapy: clinical guidelines with biomechanical rationale
著者名	KimY, Oh TJ, Misch CE, Wang HL
雑誌名，巻：頁	Clin Oral Implants Res 2005; 16(1): 26-35.

2. 構造化抄録

目的	インプラントの長期成功に対する咬合の重要性を検討し、文献に基づいた最適な咬合のガイドラインを呈示すること
研究デザイン	ナラティブレビュー
研究施設	Department of Periodontics/Prevention/Geriatrics University of Michigan School of Dentistry（米国）
対象	咬合に関連する動物実験等も含んだ94文献
介入	過去文献の内容を整理し、まとめた。
結果	下記項目の提案 支持状態改善（治癒期間、プログレッシブロード、インプラント数・径・長・表面構造の考慮） 荷重方向制御（中心窩平坦化、咬頭傾斜減少、オクルーザルテーブル減少、軸方向荷重、咬合接触中心化） 荷重量制御（咬合接触部位、カンチレバー減少、クロスバイト、連結、インプラント配置）
結論	骨・インプラント界面や補綴装置へのオーバーロード最小化を図りインプラントへの荷重を生理的許容範囲内に留めるためには、咬合支持領域の増大、荷重方向の改善、荷重量の減少が必要である。

Abstractor Comments

本論文では Misch CE の**インプラントプロテクテッドオクルージョンのコンセプトを踏襲しています**が、補綴装置のタイプや骨質に応じた修正が加えられています。

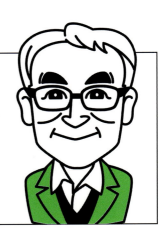

CQ.13 インプラントの咬合は特別か？

構造化抄録2(Negative)

1. 書誌情報

タイトル（日本語）	現在の概念とエビデンスの検索：インプラント咬合のレビュー
タイトル（英語）	Existing concepts and a search for evidence: a review on implant occlusion
著者名	Ben-Gal G, Lipovetsky-Adler M, Haramaty O, Sharon E, Smidt A.
雑誌名，巻：頁	Compend Contin Educ Dent 2013; 34 Spec No: 26-31

2. 構造化抄録

目的	インプラント周囲の骨吸収に対する荷重の影響
研究デザイン	ナラティブレビュー
研究施設	Hebrew University of Jerusalem Department of Prosthodontics（イスラエル）
対象	咬合に関連する動物実験等も含んだ48文献
介入	過去文献の内容を整理し、まとめた。
結果	インプラント支持補綴装置に必要とされる特定の考えやデザインには科学的なエビデンスが存在しない。
結論	インプラントに加わる荷重の大きさは実質上の重要性は高くない。 インプラントの咬合が残存率や周囲骨吸収に与える影響は限定的である。

Abstractor Comments

インプラント咬合に推奨されている概念はエビデンスレベルが低いこと、多様な咬合様式が応用されている現状であっても長期成功率が高いことから、**新たなエビデンスが現れるまでは、インプラントの咬合は天然歯における咬合と同様で良い**との見解となっています。

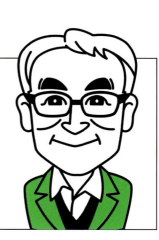

CQ.13 インプラントの咬合は特別か？

構造化抄録3 (No Answer)

1. 書誌情報

タイトル(日本語)	デンタルインプラントとインプラント周囲状態における咬合の役割：レビュー
タイトル(英語)	The Role of Occlusion in the Dental Implant and Peri-implant Condition: A Review
著者名	Graves CV, Harrel SK, Rossmann JA, Kerns D, Gonzalez JA, Kontogiorgos ED, Al-Hashimi I, Abraham C
雑誌名，巻：頁	Open Dent J 2016; 10: 594-601

2. 構造化抄録

目的	インプラントとインプラント周囲構造に影響を与える因子に関して検討すること
研究デザイン	ナラティブレビュー
研究施設	Periodontics Department, Center of Maxillofacial Prosthesis, Restorative Science and Implant Dentistry Texas A&M Baylor College of Dentistry（米国）
対象	咬合に関連する動物実験等も含んだ24文献
介入	過去文献の内容を整理し、まとめた。
結果	咬合やオーバーロードがインプラント周囲の状態に影響を及ぼすという論文がある一方、このような見解を支持しない論文もある。
結論	より進んだ研究が必要である。

Abstractor Comments

この種の前向き研究を人間を対象として行うことは倫理的な問題があるため不可能であり、**後向き研究に頼らざるを得ません**。しかしそれらもバイアスがかかりがちであり、研究の難しさが実感されます。

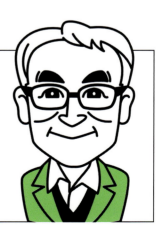

インプラントの咬合は特別か？ CQ.13

構造化抄録4 (No Answer)

1. 書誌情報

タイトル（日本語）	インプラント治療における咬合の役割・レビューの包括的アップデート
タイトル（英語）	The Role of Occlusion in Implant Therapy: A Comprehensive Updated Review.
著者名	Sheridan RA, Decker AM, Plonka AB, Wang HL
雑誌名，巻：頁	Implant Dent 2016; 25(6): 829-838

2. 構造化抄録

目的	インプラント咬合の理解、周囲組織へのインプラント咬合の影響、オーバーロードのインプラントへの影響を更新する
研究デザイン	ナラティブレビュー
研究施設	Periodontics, Department of Periodontics and Oral Medicine, University of Michigan School of Dentistry（米国）
対象	dental,occlusion,implant occlusion,implant biomechanics,occlusal scheme,occlusal overloadを検索語として得た8008論文から最終的に抽出した101論文
方法	過去文献の内容を整理し、まとめた。
結果	・単独インプラントやFPDに与える咬合の考慮事項：犬歯誘導咬合、ワイドセントリック ・オーバーロード減少への考慮事項：カンチレバー減少、インプラント数増加、咬合接触点数増加、不良習癖監視、咬合面縮小、咬頭傾斜減少
結論	インプラントと周囲組織を保護するためにインプラントの咬合を理解することは肝要である。

Abstractor Comments

本論文は1994年に提唱されたMisch CEのインプラントプロテクテッドオクルージョンコンセプトの発展的包括と考えられます。**本論文発表の2016年にしてエビデンスの高い論文がいまだ現れていない**とも理解できます。残念ながら本テーマに関する概念の実質的なアップデートが行われたとは言い難い状況です。

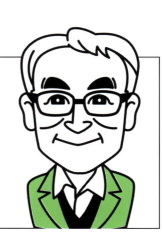

CQ.13　インプラントの咬合は特別か？

構造化抄録に対する解説

インプラントの咬合に関する論文はナラティブベースが主体であり、エビデンスに基づくものはほとんどない。

Mischは Implant-protected occlusion として早期干渉の排除、咬合接触点の位置、咬頭傾斜角、インプラント軸の傾斜など多くの規則を提案している[3]。構造化抄録1ではそれらの規則を、フルアーチの固定性補綴、臼歯部固定性補綴、単独固定性補綴といった症例に応じてより詳細に提案している。この内容は、工学的、生理学的、解剖学的な考えに基づいて演繹的に導かれたガイドラインと考えられる。

これに対して構造化抄録2では48文献のレビューを行い、荷重のインプラント周囲骨吸収に及ぼす影響をまとめている。インプラントに加わる荷重が周囲骨吸収に与える影響は限定的としており、Implant-protected occlusion への異見が示されている。Pjeturssonら[7]もカンチレバーの有無によりインプラント残存率に差がないことを示しており、オーバーロードをある程度容認する意見も認められる。これらの考えは、臨床研究から帰納的に導かれたものである。

構造化抄録3もインプラント周囲の状態に及ぼす咬合の役割について文献レビューを行っている。このレビューでは咬合がインプラント周囲の状態に影響を及ぼすという論文と及ぼさないという論文の併記に留まっており、インプラントの咬合が天然歯と同等か、異なるかのどちらにも与していない。この種の研究が後向き研究に頼らざるを得ず、エビデンスをつくる難しさを示しているところが興味深い。

構造化抄録4の著者は、Misch、Kimの後継者であり、1994年以来20年以上経過した Implant-protected occlusion のアップデートを試みている。残念ながら本理論を支持するエビデンスは現れていないが、本理論を超える明確な概念も現れているとは言い難い。

インプラントの咬合に関しては月並みな結論ではあるがさらなるデータの積み重ねが求められる。

表1　咬合のガイドライン(Kim, 2005)

臨床状況	原則
フルアーチ固定性補綴	・両側性平衡咬合(対合が全部床義歯の場合) ・グループファンクションもしくはミューチュアリープロテクテッドオクルージョン(対合が天然歯列) ・カンチレバー部では作業側、平衡側とも接触させない ・カンチレバー部は低位咬合(100μm) ・フリーダムインセントリック(ワイドセントリック、1-1.5mm)
オーバーデンチャー	・リンガライズドオクルージョン併用の両側性平衡咬合 ・高度な吸収顎堤ではモノプレーンオクルージョン
臼歯固定性補綴	・天然歯列でのアンテリアガイダンス確保 ・犬歯が不良な際はグループファンクション ・咬合接触の中央化、オクルーザルテーブルの狭小化、咬頭の平坦化、カンチレバーの最小化 ・必要な際はクロスバイト ・支持が不十分な際はリジッドタイプアタッチメントによる天然歯との連結
単独補綴	・天然歯によるアンテリアガイダンスとラテラルガイダンス ・強度咬みしめ時の軽度接触、軽度咬みしめ時の非接触 ・咬合接触の中央化(1-1.5mmの平坦領域) ・オフセット接触(中心から離れた接触)の排除 ・隣接接触の増大
骨質不良例	・治癒期間の長期化 ・段階的食事制限、咬合接触、咬合面材料によるプログレッシブローディング

参考文献

1. Sekine, H., Komiyama, Y., Hotta, H. & Yoshida, K. Mobility characteristics and tactile sensitivity of osseointegrated fixture-supporting systems. In: Van Steenberghe, D., eds. Tissue integration in oral maxillofacial reconstruction, Amsterdam: Excerpta Medica, 1986:326-332.
2. Schulte W. Implants and the periodontium. Int Dent J 1995;45(1):16-26.
3. Misch CE, Bidez MW. Implant-protected occlusion: a biomechanical rationale. Compendium 1994;15(11):1330, 1332, 1334 passim; quiz 1344.
4. Adell R, Lekholm U, Rockler B, Brånemark PI. A 15-year study of osseointegrated implants in the treatment of the edentulous jaw. Int J Oral Surg 1981;10(6):387-416.
5. Lang NP, Wilson TG, Corbet EF. Biological complications with dental implants: their prevention, diagnosis and treatment. Clin Oral Implants Res 2000;11 Suppl 1:146-155.
6. 近藤 尚知, 尾澤 昌悟, 澤瀬 隆, 横山 敦郎, 関根 秀志, 舞田 健夫, 鮎川 保則, 中野 環, 久保 隆靖, 細川 隆司, 友竹 偉則, 城戸 寛史, 越智 守生, 塩田 真, 尾関 雅彦, 西村 正宏, 前田 芳信, 會田 英紀, 玉置 勝司, 笛木 賢治, 塚崎 弘明, 小野 高裕, 松下 恭之, 松香 芳三, 水口 一, 桑鶴 利香, 山下 秀一郎, 飯塚 知明, 馬場 一美, 藤澤 政紀, 古谷野 潔, 矢谷 博文. 下顎大臼歯欠損に対しインプラント支持固定性補綴装置による治療介入時に付与すべき咬合様式. 日本補綴歯科学会誌 2016;8(1):1-9.
7. Pjetursson BE, Brägger U, Lang NP, Zwahlen M. Comparison of survival and complication rates of tooth-supported fixed dental prostheses (FDPs) and implant-supported FDPs and single crowns (SCs). Clin Oral Implants Res 2007;18 Suppl 3:97-113.

14 ビスフォスフォネート製剤服用中の患者にインプラント治療はできるのか？

A.14 使用BP製剤および・抗RANKLモノクロール抗体製剤の種類、使用時期、期間を正確に把握し、現疾患主治医と相談し決定する

結論

BP製剤・RANKLモノクロール抗体製剤使用患者のQOLの低下を最小にするためのインプラント治療の必要性と顎骨壊死発症のリスクについて、患者に対して十分に説明しインフォームド・コンセントを得る必要がある。そして、インプラント治療がきっかけで顎骨壊死を発症させないよう、う蝕や歯周病などの感染源の除去に配慮しなければならない。

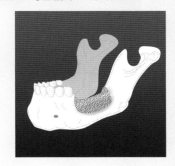

骨吸収抑制薬関連顎骨壊死（ARONJ）について

ビスフォスフォネート（BP）は骨粗鬆症患者や骨転移を有するがん患者の治療に用いられている。頻度は低いがBP製剤使用患者が抜歯などの外科治療を受けた後、難治性の顎骨壊死（BRONJ：BP-Relatede Osteonecrosis of the Jaw）を発症することが問題となった[1]。その後、作用機序の違いから投与患者に顎骨壊死が発生しないと期待されたデノスマブ（RANKLモノクロール抗体製剤）が使用されるようになったが、デノスマブ治療患者にもBRONJと同等の頻度で顎骨壊死（DRONJ：Denosumab-related ONJ）が起こることがわかった[2]。これらBRONJとDRONJに起こる顎骨壊死（ONJ）を総称してARONJ（MRONJともいう）と呼ぶようになってきている。現在でもARONJ発症のメカニズムは解明されていないが、う蝕、歯周病、根尖病変などの感染源を除去し、術前に口腔管理を厳密に行えば予防できることもわかってきている。しかし、インプラント治療を契機に発症した報告[3]もあるので、ARONJの病態については理解しておく必要がある。

各薬剤によるARONJのリスク因子

ビスフォスフォネート製剤を使用している患者のARONJリスク因子となる要因は以下のとおり。

注射用製剤＞経口製剤、窒素含有製剤＞窒素非含有製剤、半減期が長い製剤＞半減期が短い、悪性腫瘍用製剤＞骨粗鬆症用製剤、投与量および投与期間

表1 歯科治療で留意すべき事項（参考文献7より作成）

内服、注射BP製剤による治療開始前の患者に対して	重要なのは原疾患治療主治医との緊密な連携で、可能ならば、2〜3ヵ月投与時期を遅らせる。口腔内審査の結果で顎骨壊死の原因となる感染源を除去し、歯的健康状態を達成する必要がある。できれば、BP剤使用開始の2週間前までに終えておくことが望ましい。
内服BP製剤の既往のある患者に対して	①服用3年未満→ONJ発症リスクは少ない：感染予防に努めれば、通常の診療は可能。 ②服用3年以上→ONJ発症リスクは少なくない：3ヵ月以上の休薬期間を確認して外科処置を行うのが望ましい。外科処置時には完全閉創と感染予防が重要である。
内服BP製剤を現在服用している患者に対して	①服用3年未満→ONJ発症リスクは少ない：可能ならば主治医と相談し、休薬後3ヵ月経過後に処置を行う。抜歯相当の小外科処置時には完全閉創と感染予防が重要である。急性症状が発現した時は治療の有益性が上回る場合、切開・排膿は可能であるが、ONJ発症のリスクを説明する必要がある。 ②服用3年以上→ONJ発症のリスクが大きい：上記と同様であるが、小外科処置時には完全閉創と感染予防は必須となる。また、処置の有無に関わらずONJ発症リスクが増すことを患者には十分に説明する必要がある。
注射用BO製剤使用の既往あるいは使用患者に対して	基本的に観血処置は避ける。膿瘍形成、3度以上の動揺度などにより、咀嚼障害などのQOLの低下が著しく起こっているときは、原疾患主治医と相談のうえ、処置を行う。しかし、術後の骨露出や局所感染の可能性について十分に説明しておく必要がある。
抗RANKLモノクロール抗体製剤ランマーク、プラリア（デノスマブ）服用患者に対して	基本的にBP製剤使用中患者と同等の対応でよいとされている。

CQ.14 ビスフォスフォネート製剤服用中の患者にインプラント治療はできるのか？

構造化抄録1（Positive）

1．書誌情報

タイトル（日本語）	経口または経静脈ビスフォスフォネート投与を受けている患者に置ける抜歯：BRONJ発症の誘因か？
タイトル（英語）	Tooth extraction in patients receiving oral or intravenous bisphosphonate administration: A trigger for BRONJ development?
著者名	Otto S, Tröltzsch M, Jambrovic V, Panya S, Probst F, Ristow O, Ehrenfeld M, Pautke C.
雑誌名，巻：頁	J Craniomaxillofac Surg 2015; 43(6): 847-854.

2．構造化抄録

目的	ビスフォスフォネート系治療を受けている患者における抜歯の結果を調べること
研究デザイン	分析疫学的研究
研究施設	Department of Oral maxillofacial Surgery, Ludwig-Maximilians University
対象	72名（女性53名、男性19名）
主要評価項目とそれに用いた統計学的手法	2007年から2013年の間に、経口または経静脈ビスフォスフォネート投与され、かつ抜歯の経験のある患者に対して後向きコホート研究を行った。口腔・顎顔面外科ドイツ会のガイドラインに沿って、アウトカムは術後経過観察中の典型的なBRONJ徴候とした。
結果	悪性腫瘍（n=43）または骨粗鬆症（n=29）のため、経口（n=27）または経静脈ビスフォスフォネート（n=45）が投与されている被験者72名。平均服用期間は36.2ヵ月。総数216本の抜歯領域で209ヵ所（67名 96.8％）は治癒。4ヵ所（3名 1.9％）に顎骨壊死を発症。
結論	ビスフォスフォネートを服用している患者において、ガイドラインに沿えば抜歯は安全に行える。BRONJ発症の主な危険因子は抜歯そのものではなく、既存の感染であるといえる。

Abstractor Comments

感染除去を徹底すれば休薬の必要はないとしているが、主治医と相談のうえ、常に患者の全身状態を把握しておく必要があります。

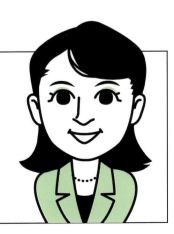

ビスフォスフォネート製剤服用中の患者にインプラント治療はできるのか？　CQ.14

構造化抄録2（Negative）

1．書誌情報

タイトル（日本語）	ビスフォスフォネート系薬剤関連顎骨壊死における予防対策と臨床的意義282名の患者調査
タイトル（英語）	Preventive strategies and clinical implications for bisphosphonate-related osteonecrosis of the jaw: a review of 282 patients.
著者名	Bonacina R1, Mariani U, Villa F, Villa A.
雑誌名，巻：頁	J Can Dent Assoc 2011; 77: b147.

2．構造化抄録

目的	ビスフォスフォネート製剤（BP）のゾレドロネート経静脈治療を始める段階のがん患者に対する歯科的予防治療の効果を評価すること
研究デザイン	nRCT
研究施設	多施設
対象	282名のがん患者（女性162名、男性120名）
介入	初診時BP服用歴のない者（Preventive Approach、以下PA）と、ある者（Observation、以下OB）に分け、患者全員が歯科精密検査、パノラマX線写真を撮影。必要に応じ口腔衛生、修復等を行い、6ヵ月ごとの定期検診を18ヵ月まで行った。
主要評価項目とそれに用いた統計学的手法	主要評価項目：BP製剤服用者の経過観察中における顎骨壊死（Osteo-Necrosis of the Jow、以下ONJ）の発生率 統計学的手法：カイ二乗検定
結果	282名の患者が対象となった。（PAグループ n=217名、OBグループ n=65名） OBグループでは初診で4.6％の患者にONJが観察され、10.8％が18ヵ月の経過観察中に新たにONJを発症した。PAグループは一人も発症しなかった。また、ゾレドロール経静脈注射の回数が多い患者ほどONJを発症する可能性が高い（p<0.01）ことがわかった。
結論	BP系薬剤関連顎骨壊死の発生率はかなり低いが、痛みを伴い治療が難しい合併症である。このような症状を防ぐには予防的アプローチが不可欠である。

Abstractor Comments

服用している場合は発生率が低いとはいえ、**可能性がある**ことを常に念頭におき、そのきっかけとなるであろう感染は防ぐようにする必要があるでしょう。

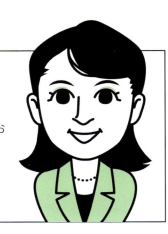

CQ.14 ビスフォスフォネート製剤服用中の患者にインプラント治療はできるのか？

構造化抄録3(Negative)

1．書誌情報

タイトル（日本語）	ビスフォスフォネート治療と歯科インプラント：システマティックレビュー
タイトル（英語）	Bisphosphonate treatment and dental implants: A systematic review.
著者名	de-Freitas NR, Lima LB, de-Moura MB, Veloso-Guedes CC, Simamoto-Júnior PC, de-Magalhães D.
雑誌名，巻：頁	Med Oral Patol Oral Cir Bucal 2016; 21(5): e644-651.

2．構造化抄録

目的	ジホスホン酸療法を受け、ビスフォスフォネート（BP）製剤の投与前、投与中、または投与後に歯科インプラントの施術を受けた患者を対象に、健常な患者と比較調査を行い、インプラントの不具合例や喪失例の増加または BP 系薬剤関連顎骨壊死（bisphosphonate related osteonecrosis of the jaw：BRONJ）の発生率の上昇を分析すること
研究デザイン	システマティックレビュー
研究施設	The Dental school of the Federal University of Uberland
使用データベース	PudMed-Medline database of the United States、2015年4月まで
対象論文数／抽出論文数	15／375
介入	患者は BP 治療を受けていてインプラント手術をしたもの。症例報告、後向き研究、前向き研究
主要評価項目とそれに用いた統計学的手法	主要評価項目：メタアナリシスのための優先的報告項目（Preferred Reporting Items for Systematic Reviews and Meta-analysis：PRISMA）声明を使用。
結果	375本の論文を得た。適格基準に従って選択した後、計1,339例の患者、インプラントを埋入した3,748例、インプラントが喪失した152例、BRONJ を発症した78例を含む、条件を満たした15件の試験（レトロスペクティブシリーズ8本、プロスペクティブシリーズ1本、症例シリーズ6本）を対象とした。
結論	このテーマに着目したランダム化臨床試験はないため、未解決の問題点を解明するには、長期的な追跡調査を伴う詳細な試験が必要である。したがって、BRONJ の発症リスクならびにインプラントの不具合発生のリスクが原因で、BP 製剤の投与を受けている患者の歯科用インプラント術が予定されている場合は、慎重になることが賢明である。

Abstractor Comments

ARONJ（BRONJ）の発症原因、およびリスクが判明していないので**インプラント治療は患者の QOL** を考えて取り組むべきでしょう。

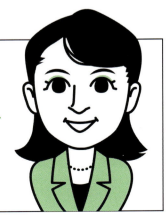

ビスフォスフォネート製剤服用中の患者にインプラント治療はできるのか？

CQ.14

構造化抄録4 (No Answer)

1. 書誌情報

タイトル（日本語）	顎骨壊死の日本における骨粗鬆症治療への影響：骨粗鬆症至適療法（A-TOP）研究会によるアンケート形式調査結果
タイトル（英語）	Impact of Osteonecrosis of the Jaw on Osteoporosis Treatment in Japan: Results of a Questionnaire-Based Survey by the Adequate Treatment of Osteoporosis (A-TOP) Research Group.
著者名	Taguchi A, Shiraki M, Tsukiyama M, Miyazaki T, Soen S, Ohta H, Nakamura T, Orimo H.
雑誌名，巻：頁	Calcif Tissue Int 2015; 97(6): 542-550.

2. 構造化抄録

目的	日本におけるONJの骨粗鬆症治療への影響を解明すること
研究デザイン	記述研究
研究施設	多施設（The Adequate Treatment of Osteoporosis (A-TOP) Resrech Group）
対象	488名の医療従事者
主要評価項目とそれに用いた統計学的手法	日本骨粗鬆症介入試験（JOINT）―04の一部として14個の質問を含むアンケートを配布。
結果	回答206件。173名が歯科医からビスフォスフォネート使用中止要請を受け、うち28名の回答者が10件の骨折と1件のONJ等を含む30件の有害事象を報告。 およそ16％の回答者が抜歯後の薬剤使用中止要請が出された後、治療を停止した。76％の回答者は骨粗鬆症治療の前に、歯科医に口腔ケアの要請をしたことがなく、自分たちの領域で歯科医と医療従事者の間の連携がとれていないと報告。
結論	薬剤使用中止は有害事象を増加させ、ONJ予防は完全にできないまま骨粗鬆症治療を妨げてしまうかもしれないことを示唆。日本の医療従事者と歯科医、そして患者がONJについての情報を共有するフォーラムが必要だ。

Abstractor Comments

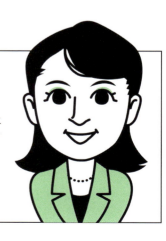

安易な薬剤使用中止は他疾患への有害となりかねません。また、薬剤使用中止の依頼を行う際も歯科的緊急性があるときは詳細な説明が必要であると考えます。

CQ.14 ビスフォスフォネート製剤服用中の患者にインプラント治療はできるのか？

構造化抄録に対する考察

インプラント治療について抜歯や歯槽外科手術を必要とする侵襲的歯科治療という観点から論文を検索し構造化抄録とした。

顎骨壊死検討委員会ポジションペーパー2016[4]によると、Evidenced-based-medicine（EBM）の観点からは侵襲的歯科治療前のBP休薬を積極的に指示する根拠にかけるとしている。しかし、FDA（米国、Food and Drag administoration）、AAOMS[5]のグループは後向き研究で症例数も少ないが、骨粗鬆症患者のおいて4年以上にわたる場合にはBRONJ発生率が増加するとしている。

18カ月と短期間の結果であるが、構造化抄録3では初診時BP製剤服用歴がないものは必要に応じ歯科治療を行っても、顎骨壊死を起こさなかったが、既に服用をしていたグループでは、10.8％が経過観察中に顎骨壊死を発症したと報告している。AAOMSは骨吸収抑制薬投与を4年以上受けている場合、あるいは顎骨壊死のリスク因子を有する骨粗鬆症患者に侵襲的歯科治療を行うときは、全身状態が許容すれば2ヵ月前後の休薬について主治医と協議、検討を提唱している。このように休薬の可否に関しては統一した見解は得られていない。しかし構造化抄録1において、2010年ごろのガイドラインではBP製剤の摂取中には抜歯と歯槽外科手術は避けるように推奨[6]されていたが、口腔・顎顔面外科ドイツ会のガイドライン（表2）に沿えば抜歯は安全に行えるとしている。

また、構造化抄録2において、薬物治療停止は顎骨壊死を防止せず、骨折などの全身的有害事象を増加し、骨粗鬆症の治療への妨害を引き起こす可能性があるとしている。侵襲的歯科治療そのものより、感染除去を確実にし、歯科医師と原疾患主治医および患者間での情報を共有することが重要であるとしている。残念ながら現時点でBP製剤服用患者に対するインプラント治療による顎骨壊死の発症リスクに対し長期的な調査もなく、因果関係もはっきりしていない。インプラント治療を含む、侵襲的歯科治療を骨粗鬆症患者に行う場合は厳格な感染源除去と感染予防をしなければならない。特にインプラント治療では天然歯のような上皮付着の機構がないため、常に生体内と外部が交通している。そのため、インプラント治療期間、さらにはメインテナンス期間すべてにおいて、ARONJのリスクがあることを認識する必要がある。

口腔・顎顔面外科ドイツ会のガイドライン

手術前後の抗生物質予防投与、非侵襲的歯科治療、尖った骨端を滑らかにすること、サージガイドの傷口閉鎖。これらの組み合わせが抜歯を行うにあたって安全かつ信頼性のある方法としている。

表2　BP製剤使用中における抜歯プロトコール
（参考文献7より引用）

時期	処置
術前3日間	フロモックス300mg／日、ムコスタ300mg／日を予防投与。ハチアズレ3包／日で含嗽指示
術当日口腔ケア後	歯科用キシロカイン麻酔下にて通常通り抜歯施行（粘膜の薄い部位への麻酔注入は避ける）
	頬側（唇側）に粘膜骨膜弁を作成し、減張切開を加え抜歯窩が完全閉創できることを確認（この際、既に骨壊死が生じていないか確認）
抜歯窩搔爬後	骨鋭縁があれば削除
	抜歯窩を十分量の生理食塩水で洗浄
	5-0バイクリルを用いて緊密に縫合し、抜歯窩を粘膜骨膜弁で完全閉創
術後7日間	フロモックス300mg／日、ムコスタ300mg／日を7日間投与。手術翌日よりハチアズレ3包／日による含嗽も7日間継続
1週間後	抜糸。創開創を多少でも確認できた場合はクラリス400mg／日を7日間処方
1ヵ月後、3ヵ月後	1ヵ月後、3ヵ月後フォロー

参考文献

1. Marx RE. Pamidronate (Aredia) and zoledronate (Zometa) induced avascular necrosis of the jaws: a growing epidemic. J Oral Maxillofac Surg 2003;61(9):1115-1117.
2. Saad F, Brown JE, Van Poznak C, Ibrahim T, Stemmer SM, Stopeck AT, Diel IJ, Takahashi S, Shore N, Henry DH, Barrios CH, Facon T, Senecal F, Fizazi K, Zhou L, Daniels A, Carrière P, Dansey R. Incidence, risk factors, and outcomes of osteonecrosis of the jaw: integrated analysis from three blinded active-controlled phase III trials in cancer patients with bone metastases. Ann Oncol 2012;23(5):1341-1347.
3. Holzinger D, Seemann R, Matoni N, Ewers R, Millesi W, Wutzl A. Effect of dental implants on bisphosphonate-related osteonecrosis of the jaws. J Oral Maxillofac Surg 2014;72(10):1937.e1-e8.
4. 顎骨壊死検討委員会（制作）．米田俊之，萩野 浩，杉本利嗣，太田博明，高橋俊二，宗圓 聰，田口 明，永田俊彦，浦出雅裕，柴原孝彦，豊澤 悟（著）．骨吸収抑制薬関連顎骨壊死の病態と管理：顎骨壊死検討委員会ポジションペーパー2016
5. Ruggiero SL, Dodson TB, Fantasia J, Goodday R, Aghaloo T, Mehrotra B, O'Ryan F; American Association of Oral and Maxillofacial Surgeons. American Association of Oral and Maxillofacial Surgeons position paper on medication-related osteonecrosis of the jaw--2014 update. J Oral Maxillofac Surg 2014;72(10):1938-1956.
6. Ruggiero S, Gralow J, Marx RE, Hoff AO, Schubert MM, Huryn JM, Toth B, Damato K, Valero V. Practical guidelines for the prevention, diagnosis, and treatment of osteonecrosis of the jaw in patients with cancer. J Oncol Pract 2006;2(1):7-14.
7. 和田健（監著）．岡田定（監修）．歯科チェアサイドマニュアル 有病者はこう診る 全身疾患のある患者が来院したら．東京：医歯薬出版，2016.

15 アバットメントの着脱で軟組織の退縮、硬組織の吸収は起こるのか？

A.15 可能な限りアバットメントの着脱を避けることは周囲組織の維持に有効であるといえる

結論

日々の臨床において、インプラントレベルでの補綴装置着脱が避けられない場合もあるが、その際は着脱が与える周囲組織への影響を常に念頭に置くことが重要であると考える。インプラントの補綴装置の着脱回数を可能な限り減少させることはインプラントを始め周囲粘膜に長期的安定をもたらせると考える。ただしインプラントレベルでの補綴装置着脱が避けられない場合もあるため、症例に応じて精査していくことが重要であるだろう。

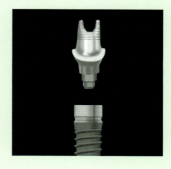

オッセオインテグレーション の長期維持

インプラントを長期的に維持するためにはインプラント周囲組織の温存が必要である。外科的なコンセプトはもちろんのこと、適正なインプラント径の選択、補綴的にはインプラント–アバットメントの接合様式の選択、エマージェンスプロファイルの付与などが必要とされる。またインプラントレベルでのヒーリングアバットメント、上部構造の着脱がインプラント周囲組織に対してネガティブな影響を与えるとの報告がされている。1999年にAbrahamsson[1]らはアバットメントの着脱によりインプラント周囲軟組織の減少が起こることを報告し、その後インプラントレベルでの補綴装置着脱がインプラント周囲組織へ影響を与えることが報告されてきた。

Soft/Hard Tissue 保持による審美性の向上

ソフトティッシュバリアは審美的結果の提供に重要な意味をもち、しかも最近の研究によりアバットメント着脱の繰り返しは歯槽頂部骨吸収と関連することが示されている。これから、アバットメントの着脱が少ないほど歯肉の保存が期待でき、より高い審美性および機能が得られることが示唆される。最終上部構造に至るまでにヒーリングアバットメントの着脱回数を可能な限り少なく抑えれば、インプラント体粘膜貫通部に対してトラウマなく良好な接合上皮が獲得でき、理想的なサブジンジバルカントゥアを形成できると考えられる。

One abutment –One time concept

2010年、Canullo[2]らによって One abutment-One time concept[3]が提唱された。このコンセプトは、インプラント埋入手術時あるいは二次手術時に最終アバットメントを装着し、以降の処置はすべてアバットメントレベルで行うことでインプラント周囲組織の温存を期待する方法である。

利点としては以下の3点がある。1．インプラント周囲組織への外傷性刺激の遮断　2．マイクロギャップを減少することで骨を含むインプラント周囲組織への影響を最小とする　3．アバットメントレベルでの補綴を行うことにより長期的な維持管理が容易となり、結果インプラント周囲上皮の深部への伸展を最小限に抑える。

一方欠点としては以下の2点が挙げられる。1．審美領域では術後の軟組織形態変化を正確に予測する必要がある　2．審美領域においてカスタムアバットメントを術前に製作し使用する際は、ポジションの誤差を避けるため正確な埋入技術が必要となる。

CQ.15 アバットメントの着脱で軟組織の退縮、硬組織の吸収は起こるのか？

構造化抄録1（Positive）

1．書誌情報

タイトル（日本語）	ヒーリングアバットメント着脱でのインプラント周囲軟硬組織への効果：短期無作為対照臨床試験
タイトル（英語）	The effect of healing abutment reconnection and disconnection on soft and hard peri-implant tissues: a short-term randomized controlled clinical trial.
著者名	Koutouzis T, Koutouzis G, Gadalla H, Neiva R.
雑誌名, 巻：頁	Int J Oral Maxillofac Implants 2013; 28(3): 807-814.

2．構造化抄録

目的	治療期間中にアバットメントの着脱を行い、軟組織と硬組織の状態を精査すること
研究デザイン	RCT
研究施設	Department of Periodontology, College of Dentistry, University of Florida（米国）
対象	ランダム化比較臨床試験16名、インプラント体計21本
介入	Testグループのインプラント（n=10）は最終アバットメントを装着。Controlグループのインプラント（n=11）はヒーリングアバットメントを装着。
主要評価項目とそれに用いた統計学的手法	2ヵ月間の治癒後（待時埋入）、Controlグループのインプラントは着脱ありでインプラントレベルの印象を含む補綴処置と、最終的な上部構造を製作するために2回のアバットメント着脱。Testグループのインプラントは、アバットメントの着脱なしでアバットメントレベルの印象を行い最終上部構造を製作した。 主要評価項目：2週間、2ヵ月、3ヵ月、6ヵ月後にパラメーターを記録しインプラント埋入後、3ヵ月および6ヵ月で骨辺縁レベルをX線撮影で評価した。 統計学的手法：Fisher exact test, Pearson correlation analysys
結果	アバットメント生存率100％、6ヵ月の検査における平均周辺骨量減少はTestグループのインプラントについては0.13mmであり、Controlグループのインプラントについては0.28mmであった。2つの群の間で周辺腔内粘膜の寸法の変化に関する有意差はなかった。
結論	アバットメントを2回着脱してもインプラント周囲粘膜の吸収は生じなかった。

Abstractor Comments

アバットメントの着脱回数による軟組織の退縮度合いはケースや論文によっても異なるものの、上部構造装着後6ヵ月経過レベルではさほど有意差は生じませんでした。

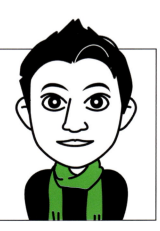

CQ.15 アバットメントの着脱で軟組織の退縮、硬組織の吸収は起こるのか？

構造化抄録2 (Negative)

1. 書誌情報

タイトル（日本語）	インプラント周囲骨吸収におけるアバットメント着脱の効果：動物に埋入された Platform-switch と Non Platform-switch インプラントの放射線学的研究
タイトル（英語）	The effect of abutment dis/reconnections on peri-implant bone resorption: A radiologic study of platformswitched and non-platform-switched implants placed in animals
著者名	Rodríguez X, Vela X, Méndez V, Segalà M, Calvo-Guirado JL, Tarnow DP.
雑誌名, 巻：頁	Clin Oral Implants Res 2013; 24(3): 305-311.

2. 構造化抄録

目的	Platform-switch と Non Platform-switch との間における骨吸収に対するアバットメント着脱の影響を放射線学的に解析すること
研究デザイン	動物実験
研究施設	開業医
対象	5匹のイヌ（下顎小臼歯）
介入	6本のインプラントを各イヌに埋入。それらのうち4つは Platform-switching、2つは Non Platform-switching のインプラントである。インプラントに接続されたアバットメントの一部またはすべてをあらかじめ定められた手術後の間隔で離脱。
主要評価項目とそれに用いた統計学的手法	主要評価項目：近心部（水平および垂直）および遠心部（水平および垂直）の骨吸収度を確認し、各アバットメント着脱での各インプラントについて比較 統計学的手法：Wilcoxon test
結果	4回の着脱後の Non Platform-switching type の平均垂直的骨吸収は1.09mm（SD 0.25mm）であり、平均水平的骨吸収は0.98mm（SD 0.27mm）。 4回の着脱後の Platform-switching type の平均垂直的骨吸収は0.24mm（SD 0.08mm）であり、平均水平的骨吸収は0.24mm（SD 0.13mm）。 NPS（部位D）および PS（部位A）インプラント周囲の平均水平的および垂直的骨吸収の差は、静的に有意（$P<0.05$）であった。歯に隣接する PS（部位A）インプラント周囲の平均近心および遠心骨吸収値を比較し静的に有意な差異が見い出された（$P<0.05$）。
結論	Platform-switching type のインプラントはインプラント周囲の骨吸収が少なく、それらのアバットメントが離脱されているので比較的再装着された Non Platform-switching type インプラントよりも少ない。

Abstractor Comments

アバットメントの着脱は歯肉貫通部に悪影響を与え、歯肉退縮の原因となりインプラント周囲骨の吸収を促すと考えます。そして Platform-switching を行った方がボーンロスの予防につながると思われます。

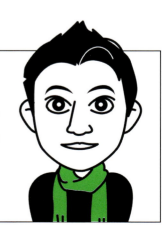

CQ.15 アバットメントの着脱で軟組織の退縮、硬組織の吸収は起こるのか？

構造化抄録3（Negative）

1．書誌情報

タイトル（日本語）	アバットメント着脱後の粘膜バリアの変化について　イヌによる実験研究
タイトル（英語）	The mucosal barrier following abutment dis/reconnection. An experimental study in dogs.
著者名	Abrahamsson I, Berglundh T, Lindhe J.
雑誌名，巻：頁	J Clin Periodontol 1997; 24(8): 568-572.

2．構造化抄録

目的	度重なるアバットメント着脱後のインプラント周囲組織の影響について調べること
研究デザイン	動物実験
研究施設	Department of Periodontology, Goteborg University（スウェーデン）
対象患者	ビーグル犬　計5匹
介入	5匹のビーグル犬の下顎小臼歯を抜去し、2本のインプラント体を埋入。3ヵ月後にアバットメント装着した後、一方は6ヵ月プラークコントロール中に1ヵ月に1回アバットメントを外して清掃して再装着を5回繰り返し、もう一方はそのままとしてインプラント周囲組織の測定を行い比較した。
主要評価項目と それに用いた統計学的手法	各イヌおよび各レベルについて、近心－頬側、遠心－頬側、近心－舌側および遠心－舌側単位で行った測定からの平均値を計算した。 主要評価項目：試験部位と対照部位との間の差異を分析 統計学的手法：Student t-test
結果	アバットメントの着脱は粘膜を易感染性にし、結合組織がより根尖側に移動した。アバットメントの交換が1回の場合に比べて、6回行った場合、歯槽骨頂レベルは有意に減少した。
結論	アバットメント操作を行う試験部位で観察されたインプラント周囲の骨吸収は、粘膜－インプラントバリアの適切な「生物学的幅径」を確立するために開始された組織反応の結果であり得る。要約すると、粘膜障壁の機械的破壊は、結合組織の創傷として生体に認識され、創傷を覆う上皮増殖および骨吸収を可能にすることを必要とすることが示唆され、適切な寸法の結合組織バリアを形成する。

Abstractor Comments

アバットメントの着脱回数は、多いより少ない方が当然インプラント周囲組織のストレスを軽減することにつながると考えられます。目安としては4～5回の着脱によりインプラント周囲組織の減少が起こると示唆されています。

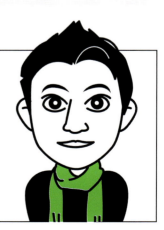

アバットメントの着脱で軟組織の退縮、硬組織の吸収は起こるのか？ CQ.15

構造化抄録4 (No Answer)

1. 書誌情報

タイトル(日本語)	"ワン アバットメントーワン タイム" プロトコル：システマティックレビューとメタ分析
タイトル(英語)	The One Abutment-One Time Protocol: A Systematic Review and Meta-Analysis.
著者名	Atieh MA, Tawse-Smith A, Alsabeeha NHM, Ma S, Duncan WJ.
雑誌名, 巻：頁	J Periodontol 2017; 88(11): 1173-1185.

2. 構造化抄録

目的	ヒーリング／テンポラリーアバットメントの着脱に伴う骨および軟部組織レベルの変化、技術的および生物学的合併症ならびにインプラント不全を検査すること
研究デザイン	システマティックレビュー／メタアナリシス
研究施設	オタゴ大学口腔科学講座(ニュージーランド)
使用データベース	MEDLINE, EMBASE, Cochrane Central Register of Controlled Trials, and online trial registers were searched for studies comparing use of DAs and PAs
対象論文数／抽出論文数	363 dental implants in 262 participants／1,124 citations
主要評価項目とそれに用いた統計学的手法	主要評価項目：繰り返しの装着を必要とするヒーリング／テンポラリーアバットメントにおけるインプラント周囲の骨レベル変化、インプラント周囲の軟部組織パラメータ、生物学的および技術的な合併症、およびインプラントの失敗率 統計学的手法：メタ分析
結果	軟組織レベルの変化、技術的、生物学的合併症またはインプラントの失敗率に有意差は認められなかった。
結論	テンポラリーアバットメントはインプラント配置時にPAの実行可能な代替物と思われる。しかし、最終アバットメントの使用に関連したインプラント周囲の骨の周辺レベルの好ましい変化は、その臨床的意義が依然として不確実であるため、慎重に検討すべきである。

Abstractor Comments

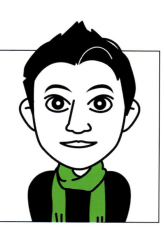

術後の軟組織の形態変化が大きな問題となる審美領域では、One abutment-one time conceptをできる限り行うことにより長期的な周囲組織形態維持が可能になると考えられ、非常に有効な方法と思われます。

CQ.15 アバットメントの着脱で軟組織の退縮、硬組織の吸収は起こるのか？

構造化抄録に対する考察

スクリューは、着脱回数を最小限にすることで歯肉の保存が期待でき、高い審美性に繋がり歯肉退縮、ボーンロスの予防ができ自然観のある良好な内縁上皮を三次元的に形成する事が可能であると考える。

構造化抄録1では、ヒーリングアバットメントを装着後、着脱を2回した場合としなかった場合とで上部構造装着後6ヵ月後における辺縁歯槽骨レベルを比較した。その結果、平均周囲骨の減少量は着脱した場合で0.28mmだったのに対し、着脱しない場合では0.13mmであり、両群間に有意差はみられなかったと報告されている。それに対して構造化抄録3によるとアバットメントの着脱により細菌に暴露され、結合組織がより根尖側に移動し、アバットメントの着脱が1回の場合に比べて6回の場合、歯槽骨頂レベルは有意に減少したことが示唆されている。また、構造化抄録2では4回の着脱が骨辺縁レベルでの吸収に影響するといわれ、Platform-switchingタイプとNon platform-switchingタイプでも有意差を認めたと報告している[4]。特にインプラント周囲組織の形態変化が大きな問題となる審美領域においてはインプラント周囲組織に悪影響を与えることが予測され、さらにバイオタイプが薄い場合はより大きな吸収が起こることが報告されている。Canullo[2]らにより提唱されたOne abutment-one time concept以降複数の報告が見られる[5,6]。ただ、最新のさまざまな文献をみても最終アバットメントの使用に関連したインプラント周囲の骨周辺レベルの好ましい変化はその臨床的意義が依然として不確実であるため、慎重に検討すべきである。

症例に応じて周囲粘膜の外科処置を伴うケースも多々あるが、理想的には必要最低限の外科処置のみで、よりトラウマなく低侵襲に行い、可能な限りヒーリングアバットメントの着脱を行いたくはない。われわれが日頃行っている実際の臨床では、審美領域におけるサブジンジバルカントゥアの調整のように、インプラントレベルでのスクリューの着脱が避けられない場合も多くある。しかしその際、着脱が与える周囲組織の影響と着脱回数を可能な限り減少させることは、インプラントを長期的に安定させることにおいて非常に重要であると考える。すべての報告で、アバットメントの着脱は経過年数にもよるが臨床的に大きな影響はないとしているものの、着脱を避けることは周囲組織の維持に有効であるといえるだろう[7]。今後、さらなる臨床報告に期待したい。

表1 Characteristics of the included trials（構造化抄録4より引用・改変）

	Canullo et al. 2010	Degidi et al. 2014	Grandi et al. 2012	Grandi et al. 2014	Koutouzis et al. 2013	Luongo et al. 2015	Molina et al. 2016
Study design	RCT（parallel group）	RCT（parallel group）	RCT（parallel group）	RCT（parallel group）	RCT（parallel group）	RCT（parallel group）	RCT（parallel group）
Number randomised (participants/implants)	32/32	68/68	28/56	28/28	16/21	80/128	39/60
DA	16/16	33/33	14/28	14/14	8/10	40/58	18/29
PA	16/16	35/35	14/28	14/14	8/11	40/70	21/31
Number evaluated (participants/implants)	25/25	53/53	28/56	25/25	16/21	80/128	35/55
DA	15/15	24/24	14/28	12/12	8/10	40/58	16/26
PA	10/10	29/29	14/28	13/13	8/11	40/70	19/29
Methods of assessment	Periapical radiograph / Periodontal probe	CBCT / Periodontal probe / Digital photographs	Periapical radiograph	Periapical radiograph	Periapical radiograph / Periodontal probe	Periapical radiograph / Periodontal probe	Periapical radiograph / Periodontal probe
Implant placement protocol	Immediate	Immediate	Delayed	Immediate	Delayed	Immediate and delayed	Delayed
Implant location	Maxillary premolars	Anterior maxilla	Anterior and posterior maxilla and mandible	Anterior maxilla and mandible	Anterior maxilla and mandible	Partially edentulous-maxilla and mandible	Posterior maxilla and mandible
Number of abutment disconnection in the	At least three times ≧ 3 times	Four	Four	At least threetimes	Two	At least threetimes	Once

参考文献

1. Moon IS, Berglundh T, Abrahamsson I, Linder E, Lindhe J. The barrier between the keratinized mucosa and the dental implant. An experimental study in the dog. J Clin Periodontol 1999;26(10):658-663.
2. Canullo L, Bignozzi L, Coccheto R, Cristalli MP, Ianello G. Immediate positioning of a definitive abutment versus repeated abutment replacements in post-extractive implants: 3-year follow-up of a randomized multicenter clinical trial. Eur J Oral Implantol 2010;3(4)285-296.
3. Grandi T, Guazzi P, Samarani R, Maghaireh H, Grndi G. One abutment-one time versus a provisional abutment in immediately loaded post-extractive single implants: a 1-year follow-up of a multicenter randomized controlled trial. Eur J Oral Implantol 2014;7(2):141-149.
4. Alves CC, Munoz F, Cantalapiedra A, Ramos I, Neves M, Blanco J. Marginal bone and soft tissue behavior following platform switching abutment connection/ Disconnection - a dog model study. Clin Oral Implants Res 2015;26(9):983-991.
5. Luongo G, Bressan E, Grusovin MG, d'Avenia F, Neumann K, Sbricoli L, Esposito M. Do repeated changes of abutments have any influence on the stability of peri-implant tissue? Four-month post-loading pre-liminary results from a multicenter randomized controlled trial. Eur J Oral Implantol 2015;8(2):129-140.
6. Esposito M, Bressan E, Grusovin MG, D'Avenia F, Neumann K, Sbricoli L, Luongo G. Do repeated changes of abutments have any inful-ence on the stability of peri-implant tissues? One-year post-loading results from a multicenter randomized controlled trial. Eur J Oral Implantol 2017;10(1):57-72
7. 渡辺多恵、下尾嘉昭. アバットメントの着脱回数が周囲組織に及ぼす影響を考察する - 新たな概念 "One abutment-one time concept" とは -. Quintessence DENTAL Implantology 2017;24(4):60-73.

16 インプラント／アバットメントジャンクション様式の違いで感染リスクは変わるのか？

A.16 インプラント／アバットメント接合様式によって感染リスクに相違はある

結論

インプラントアバットメントジャンクション（以下IAJ）の様式の違いでアバットメント内部からの細菌が周囲組織に漏洩する量に関して、*in vitro* 研究では相違が認められる。しかし臨床上でそれがどの程度インプラント周囲炎の原因になっているかは、今後の研究が待たれる。それぞれのメーカーにより特色ある接合様式が存在するが、既成品外では厳密な適合精度が求められると考える。また接合部形態や、咬合力等による動的荷重条件が細菌微小漏洩の波及に影響を及ぼすことも留意が必要である。

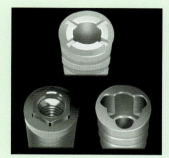

インプラント／アバットメントジョイントとは

2ピース型（インプラント／アバットメント分離構造）インプラントにはアバットメントとの接合部が存在し、各インプラントシステムによりそれぞれ特徴がある。大別するとインターナル接合とエクスターナル接合に分けられる。ブローネマルクシステムに代表されるエクスターナル接合に対し、ITI（現 Straumann 社）、アストラテックインプラントシステムはインターナル接合を採用した。現在、海外論文等ではインターナル接合にはノーベルリプレイスやカムログインプラントに代表される Butt Joint Internal Connections と ANKYLOS や Straumann Bone Level、Novel Active 等の Conical Internal Connections に分類し比較検討されている。ただ一方では、論文によりバットジョイントでもコニカルコネクションに分類される場合も散見される。

IAJ からの細菌漏洩

インプラント内部に存在する空隙や、上部構造やアバットメントとの接合部らは感染経路として捉えられている。それらの内部に貯留している細菌が静的または動的荷重時に外部に漏洩すると、インプラント周囲の組織に影響を及ぼすと考えられている。

インプラント／アバットメントの適合

コニカルコネクションのインプラントシステムではインターナル接合などのバットジョイントインプラントと比較し、アバットメントやスクリューの緩みが少ないことが報告されている。アバットメントの緩みの発生に伴い細菌微小漏洩の割合は増大する傾向が認められる。

コニカルコネクション（モーステーパー）接合

コニカルコネクションはバットジョイントと比較し、細菌微小漏洩の防止に優位である。一方でテーパー角はメーカーにより相違があり、細菌微小漏洩についてはインプラントやアバットメントの篏合面積や長さも関連している。

締め付けトルク

細菌微小漏洩に関連のあるアバットメントの緩みの原因にアバットメントスクリューの締め付けトルクが関係している。各システム推奨トルクを厳守することが重要である。またモーステーパー篏合での締め付けトルク値は、バットジョイントに比較し低い値である。

CQ.16 インプラント／アバットメントジャンクション様式の違いで感染リスクは変わるのか？

構造化抄録1（Positive）

1．書誌情報

タイトル（日本語）	異なるインプラントアバットメント界面における微小漏洩：システマティックレビュー
タイトル（英語）	Microleakage at the Different Implant Abutment Interface: A Systematic Review.
著者名	Mishra SK, Chowdhary R, Kumari S
雑誌名，巻：頁	J Clin Diagn Res 2017; 11(6): ZE10-ZE15.

2．構造化抄録

目的	微小漏洩に対する異なるインプラント界面のシーリング能力を評価すること
研究デザイン	システマティックレビュー／メタアナリシス
研究施設	Peoples College of Dental Sciences and Research Centre, Bhopal, Madhya Pradesh（インド）
使用データベース	Medline、EBSCOhost、PubMed
対象論文数／抽出論文数	30／78
方法	異なるインプラント界面の微小漏洩を防ぐ能力に焦点を当てた。英語で利用可能な関連タイトルと要約を選別し、全文読み上げのために包含基準を満たした論文を選択した。
結果	ほとんどの研究で、アバットメント−インプラント接合部に、ある程度の微小漏洩の存在を示した。モーステーパーインプラントでは、他のインプラント接続部と比較して微小漏洩は非常に少なかった。 大多数の研究では静的荷重条件下での微小漏洩は少なく、そして動的荷重条件下での微小漏洩の増加が認められた。
結論	大多数の論文でアバットメント−インプラント接合部にわずかな量の微小漏洩の存在が示された。外部六角形インプラントは静的および動的負荷条件の両方で微小漏洩を完全に防止することができなかった。 内部六角形インプラントや主に内部円錐形（モーステーパー）インプラントは静的荷重の場合に非常に有効であり、動的荷重条件でもより少ない微小漏洩であった。 アバットメント−インプラントの接合部でより良い封鎖性を得るためには、製造業者が推奨するトルクを厳密に遵守すべきである。ジルコニアアバットメントはチタンアバットメントよりも微小漏洩が多いので使用を推奨できない。したがって審美性の要求が非常に高い場合にのみ限定されるべきである。

Abstractor Comments

細菌**微小漏洩に対し、外部六角（エクスターナルHEX）よりも内部円錐（モーステーパー）が優位**です。また想像に難くないことですが、ジルコニアで適合するアバットメントは微小漏洩を慮ると不利であるため適応症選択が重要となります。そして微小漏洩は締め付けトルクにより左右されるため適合の良いアバットメントの使用とメーカー推奨トルクを遵守する必要があります。

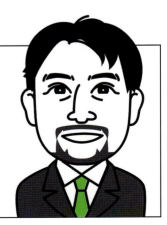

CQ.16 インプラント／アバットメントジャンクション様式の違いで感染リスクは変わるのか？

構造化抄録 2（Positive）

1. 書誌情報

タイトル（日本語）	インプラント–アバットメント界面における細菌の微小漏洩検査のための新しい研究デザイン：in vitro 研究
タイトル（英語）	A New Experimental Design for Bacterial Microleakage Investigation at the Implant-Abutment Interface: An In Vitro Study.
著者名	Zipprich H, Miatke S, Hmaidouch R, Lauer HC
雑誌名，巻：頁	Int J Oral Maxillofac Implants 2016; 31(1): 37-44

2. 構造化抄録

目的	新しい咀嚼シミュレーションを用いて動的荷重の前後でインプラント–アバットメント界面（IAI）での細菌の微小漏洩を試験すること
研究デザイン	In Vitro Study
研究施設	フランクフルト大学口腔歯学部補綴科（ドイツ）
対象	円錐形（コニカル）および平坦（フラット）なインプラント–アバットメント界面（IAC） グループ1：IAC（コニカル）7システム×各5サンプル グループ2：IAC（フラット）7システム×各5サンプル
介入	インプラント側面にドリリングしカニューレを挿入後、エポキシ樹脂に埋入。メーカー推奨トルクでアバットメント接合後、細菌培養液浸漬15分。独自開発の咀嚼シミュレーション機器で1,200,000サイクル（5年相当負荷）後に侵入微生物を計測。
主要評価項目とそれに用いた統計学的手法	主要評価項目：14システムの動的荷重後におけるアバットメント装着インプラント内部汚染を蛍光顕微鏡にて検査 統計学的手法：時間依存分析（time-dependent analysis）
結果	静的荷重下では両群で細菌汚染は検出されなかった。荷重後、グループ1の1検体からの1サンプル、およびグループ2の2検体からの2サンプルで細菌汚染が検出された。
結論	この研究でコントロールとなった動的負荷は、臨床状況をシミュレートし、異なるインプラントシステムの細菌封鎖性に関する時間依存分析を可能にした。 アバットメントの切断なしにインプラント内部のサンプルを採取することにより、アバットメントの切断中に発生する誤差要因がなくした。IAI（コニカル）はこの研究でシミュレートした増幅動的荷重の影響を受けず、IAI（フラット）に比べ良好な細菌封鎖性を示した。よってIACの設計は細菌のコロニー形成に関して重要な役割を果たす。

Abstractor Comments

インプラント–アバットメント接合の研究で有名な Zipprich が新たに考案した機械により細菌の微小漏洩を評価しました。**IAC（コニカル）は経年的影響を受けない**ことを示しています。最近では各インプラントメーカーが発表する新たなインプラントシステムには、内部円錐（コニカル）形態の接合様式が多く採用されています。

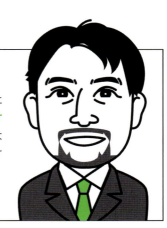

CQ.16 インプラント／アバットメントジャンクション様式の違いで感染リスクは変わるのか？

構造化抄録3（No Answer）

1．書誌情報

タイトル（日本語）	in vitro 研究におけるモーステーパーインプラント－アバットメントシステムの細菌封鎖性能力
タイトル（英語）	The bacterial sealing capacity of morse taper implant-abutment systems in vitro
著者名	Ranieri R, Ferreira A, Souza E, Arcoverde J, Dametto F, Gade-Neto C, Seabra F, Sarmento C.
雑誌名，巻：頁	J Periodontol 2015; 86(5): 696-702.

2．構造化抄録

目的	市販されている4つのモーステーパーシステムでのインプラント－アバットメント界面を介して細菌浸潤を妨げる能力を in vitro で調べること
研究デザイン	In Vitro Study
研究施設	Private practice, Periodontics, João Pessoa, Paraíba（ブラジル）
対象	モーステーパー4システム×各5サンプル
方法	アバットメント装着後に細菌培養液浸漬48時間
主要評価項目とそれに用いた統計学的手法	主要評価項目：走査型電子顕微鏡 SEM を使用しマイクロギャップ及び細菌漏洩の確認 統計学的手法：Kruskal-Wallis 試験（$P<0.05$）
結果	マイクロギャップは4システムすべてにおいて確認され、寸法に有意差はなかった。またすべてで細菌の存在も観察された。
結論	少なくともこの4システムのモーステーパーは、口腔内に細菌漏洩を引き起こすのに十分なマイクロギャップが存在することが示せた。よって、すべてのモーステーパーシステムが細菌漏洩の封鎖性がよいという概念にはならない。

Abstractor Comments

モーステーパーシステムというだけで細菌微小漏洩を防止するとは限らず、かなり内部汚染が見られたシステムも存在しました。**テーパーといえどそれぞれ角度や接地面積が異なり、統一した様式ではない**との見解を示しています。

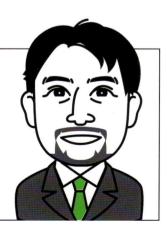

インプラント／アバットメントジャンクション様式の違いで感染リスクは変わるのか？ CQ.16

構造化抄録4 (No Answer)

1．書誌情報

タイトル（日本語）	プラットフォームスイッチングにおけるインプラント辺縁骨の保存：システマティックレビューおよびメタ分析
タイトル（英語）	Platform switching for marginal bone preservation around dental implants: a systematic review and meta-analysis.
著者名	Atieh MA, Ibrahim HM, Atieh AH.
雑誌名，巻：頁	J Periodontol 2010; 81(10): 1350-1366.

2．構造化抄録

目的	プラットフォームスイッチングインプラントを従来のプラットフォームマッチのインプラントと比較して、放射線学的辺縁骨の変化および生存率について体系的にレビューすること
研究デザイン	システマティックレビュー／メタアナリシス
研究施設	オタゴ大学 John Walsh 研究所（ニュージーランド）
使用データベース	MEDLINE, EMBASE, The Cochrane Oral Health Group's Trials Register, The Cochrane Central Register of Controlled Trials, the U.K. National Research Register, the Australian New Zealand Clinical Trials Registry, the Database of Abstracts of Reviews of Effectiveness, and Conference Proceedings Citation Index
対象論文数／抽出論文数	1,239個のインプラントを用いた10論文／146論文
主要評価項目とそれに用いた統計学的手法	主要評価項目：プラットフォームスイッチとマッチングの辺縁骨の変化と残存 統計学的手法：メタ解析
結果	プラットフォームスイッチングインプラントの辺縁骨吸収は、プラットフォーム適合のインプラントよりも有意に少なかった。 2つの群間でインプラントの失敗について統計的に有意な差は検出されなかった。サブグループ分析はインプラント−アバットメントの直径の差が0.4mm以上であることがより好ましい骨応答と関連することを示した。
結論	プラットフォームスイッチングが、インプラントの骨の高さおよび軟部組織のレベルを維持し得ることを示している。骨吸収はインプラントアバットメントのミスマッチの程度に関連している。この概念の妥当性を確認するためには、さらに長期間のランダム化比較試験が必要である。

Abstractor Comments

細菌漏洩だけではなくインプラント／アバットメント接合形態でも周囲骨の吸収に影響を及ぼしていると思われるため、応力分布やプラットフォームの骨縁までの距離などの相違も踏まえ検討することが重要と考えます。また**プラットフォームスイッチングによる優位性を得るためには、ここでは0.4mmの距離が必要である**と示しています。

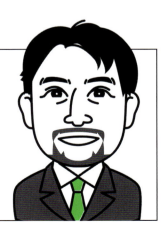

CQ.16 インプラント／アバットメントジャンクション様式の違いで感染リスクは変わるのか？

構造化抄録に対する解説

多くの論文で流通しているインプラントシステムを接合形態で分類分けをしているが、細菌レベルの研究ではさらに嵌合状態にフォーカスをあてる必要がある。各インプラントシステムは形態分類以上の相違があり[1]、静的荷重または動的荷重下での細菌微小漏洩に関し各システム純正の嵌合状態の特徴を評価すべきである[2]。現行ではそれぞれの論文で接合形態による分類分けがなされていることを踏まえ、インプラント／アバットメント界面からの微小漏洩を考えることとする。

バットジョイント・エクスターナルは静的および動的環境下において不利であり、バットジョイント（平面接触）部分を持たない嵌合面積の広いコニカル・インターナルは有利である[3]ことは明白である。しかもコニカル・インターナルのなかでも自己保持力を有するモーステーパー角（本来典型的な角度は約1.49度でこの角度のアバットメントの着脱可能なインプランシステムは存在しない）を有する嵌合状態が微小漏洩に対してはさらに優位である。テーパー面で長く広く接地するためと考えられているがそれぞれのインプラントシステムによりその角度や適合精度など性質は異なる[4,5]。マイクロムーブメントやマイクロリーケージに対し有利である[6]反面、テーパー角は小さくなるにつれアバットメント着脱は難しくなり、臨床上は着脱の操作性は重要であり、必要時に外すことができないことは問題でもある。

骨縁に位置するIAJからの細菌微小漏洩は骨吸収の要因になり、周囲組織の長期安定性に影響を及ぼすことが広く周知され[7]、新たに発売されるインプラントシステムの嵌合状態はコニカル・インターナルが採用されている。実際、インプラントとアバットメントの接合状態は様々であるため、論文間では一方ではバットジョイントに振り分けられていても他方では内部にコニカル嵌合部分を設けているためそれをテーパー接合とする論文も存在した。またアバットメントの着脱回数を制限することやプラットホームスイッチングすることにより辺縁骨への影響を軽減する[8]という報告もある。

論文の多くに規格に適合した既製アバットメントを使用したか、カスタムアバットメント（UCLAなど）を使用したかの記載は少ない。近年では最新技術で作成されるデジタル（CAD/CAMによる）アバットメントを純正メーカーが提供したものを純正アバットメントとし、それぞれのメーカー間でお互いのアバットメントを提供するが純正外の扱いとなることを鑑みると臨床研究にはさらなる厳密な対象選択と表記が必要と考える。

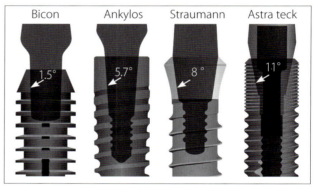

図1　モーステーパーのロッキングコネクションを有した代表的なインプラントのモーステーパー角度の違い。（林揚春．クリニカルインプラントデンティストリー　最新基礎知識編．東京：ゼニス出版，2014；42．より引用・改変）

参考文献

1. Szyma ska Jolanta, Piotr Szpak. Marginal bone loss around dental implants with conical and hexagonal implant-abutment interface: A literature review. Dent Med Probl 2017;54(3):279-284.
2. Berberi A, Tehini G, Rifai K, Bou Nasser Eddine F, Badran B, Akl H. Leakage evaluation of original and compatible implant-abutment connections: In vitro study using Rhodamine B.J Dent Biomech 2014;5:1758736014547143.
3. Mishra SK, Chowdhary R, Kumari S. Microleakage at the Different Implant Abutment Interface: A Systematic Review. J Clin Diagn Res 2017;11(6):ZE10-ZE15.
4. Zipprich H, Miatke S, Hmaidouch R, Lauer HC. A New Experimental Design for Bacterial Microleakage Investigation at the Implant-Abutment Interface: An In Vitro Study. Int J Oral Maxillofac Implants 2016;31(1):37-44.
5. Ranieri R, Ferreira A, Souza E, Arcoverde J, Dametto F, Gade-Neto C, Seabra F, Sarmento C. The bacterial sealing capacity of morse taper implant-abutment systems in vitro. J Periodontol 2015;86(5):696-702.
6. Zipprich H, Weigl P, Lange B, Lauer HC . Erfassung Ursachen und Folgen von Mikrobewegungen am Implantat-Abutment-Interf ace. Implantologie 2007;15:31-46.
7. Broggini N, McManus LM, Hermann JS, Medina R, Schenk RK, Buser D, Cochran DL. Peri-implant inflammation defined by the implant-abutment interface. J Dent Res 2006;85(5):473-478.
8. Atieh MA, Ibrahim HM, Atieh AH. Platform switching for marginal bone preservation around dental implants: a systematic review and meta-analysis. J Periodontol 2010;81(10):1350-1366.

17 ティッシュレベルインプラントとボーンレベルインプラントはどちらが優れているのか？

A.17 どちらのインプラントデザインにおいても、特徴に違いはあるものの優劣はない

結論

どちらのインプラントデザインにも、それぞれのコンセプトがあり、患者の個体差や背景によりAdvantageが変わる。そのためひとつのデザインですべての症例に対応するよりも、特徴を十分理解したうえで、より適したインプラントデザインを選択することが長期的な成功につながるのではないかと示唆された。

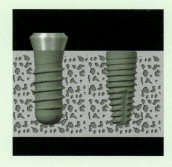

インプラントデザインの歴史

現在、市場に流通しているインプラント体のデザインは、故・Brånemark教授が開発したオッセオインテグレーテッドインプラントであるルートフォームが始祖となる[1]。その後、各メーカーや開発者の研究や理論が反映されて、さまざまな形態へと進化を遂げている。

その進化過程で大きく分かれたのが、2回法インプラント手術という原則を作ったBrånemark® systemと1回法が選択できるStraumann dental implant systemであった。その結果、粘膜貫通部がアバットメントに存在するボーンレベルインプラント（以下、BL）とインプラント体に存在するティッシュレベルインプラント（以下、TL）が開発された。両システムは、コンセプト、適応症例、表面性状、手術方法、印象法からアバットメント、補綴形態および粘膜や骨の治癒形態まですべてが異なり、2000年代は各システムに大きな使用感の違いが存在した[2]。

インプラントシステムの潮流

日本では2011年にStraumann®社からBLが販売開始され、ノーベルバイオケア社からも従来のシステムより使用しやすく治癒形態が理想的となる形態を目指した製品が開発販売された。その結果、近似的なデザインとなり、以前のようなメーカー間の隔絶された使用感は減少したように感じる。現在インプラントメーカーの多くがBLを採用していることもあり、TLと比較しBLが優れているよう理解されているが、その一方でBL特有の問題点として、アバットメントの着脱やマイクロギャップの存在がインプラント周囲組織に影響を及ぼすことが報告されている[3]。また、TLは長期的に高い臨床成績が報告され、根強い人気と信頼を得ていることも確かである[4]。

TLとBL、どちらにAdvantageがあるのか

インプラント治療の成功を得るために、日常臨床でインプラントデザインをどのように選択しているかを考え、本稿では、TLとBLという選択について、業者主導や流行といったバイアスを差し引いて検討を行った。

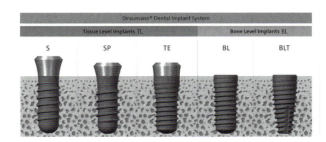

図1 ティッシュレベルインプラントとボーンレベルインプラント埋入時の比較。左からStraumann®スタンダードインプラント（S）、Straumann®スタンダードプラスインプラント（SP）、Straumann®テーパードエフェクトインプラント（TE）、Straumann®ボーンレベルインプラント（BL）、Straumann® BLTインプラント。（ストローマン・ジャパン社のご厚意による）

CQ.17 ティッシュレベルインプラントとボーンレベルインプラントはどちらが優れているのか？

構造化抄録1（Positive）

1．書誌情報

タイトル（日本語）	再建した骨へのインプラント：オンレー自家骨移植片を用いて垂直に欠損した歯槽堤に埋入した Straumann ティッシュレベルおよびボーンレベルインプラントの結果に関する比較研究
タイトル（英語）	Implants in reconstructed bone: a comparative study on the outcome of Straumann® tissue level and bone level implants placed in vertically deficient alveolar ridges treated by means of autogenous onlay bone grafts.
著者名	Chiapasco M, Casentini P, Zaniboni M.
雑誌名，巻：頁	Clin Implant Dent Relat Res 2014; 16(1): 32-50.

2．構造化抄録

目的	オンレー自家骨移植片によって再建された萎縮性無歯顎に埋入された Straumann® TL および BL の生存率、および経時的なインプラント骨吸収量を比較すること
研究デザイン	nRCT
研究施設	著者の所属
対象	2005年から2010年まで、19〜69歳までの年齢層の患者50名（男性16名、女性34名） TL 97本、BL 95本
介入	通常のインプラント治療が困難な骨欠損を伴う上下顎歯列欠損部に自家骨移植（上顎洞は Bio-Oss® と混合）により骨造成を行い、インプラント治療を行った。
主要評価項目と それに用いた統計学的手法	主要評価項目：インプラント周囲骨吸収、インプラントの生存、インプラント成功率、インプラント関連の合併症について X 線写真により距離を計測し比較 統計学的手法：descriptive statisticalmethods
結果	インプラントの生存率は100%であったが、BL のうち13本は高い骨吸収像を認めた。 成功率は TL は100%、BL は86.8%であった。
結論	再建された骨へ埋入された TL は、同様に埋入された BL と比較し、生存率に有意差は認められなかったが、骨レベルの維持という点において有利である可能性がある。

Abstractor Comments

本研究は、前歯部欠損部位に骨移植を行った後に TL および BL を埋入し、比較した後向き研究です。プラットフォームスイッチングの概念から BL の成績がよいと予測されましたが、**結果は TL のほうが骨吸収量は低かった**と結論づけています。TL が条件を揃えれば審美部位にも十分使用ができることが示唆されています。COI 記載はありません。

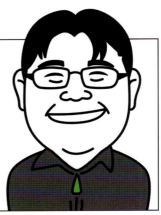

ティッシュレベルインプラントとボーンレベルインプラントはどちらが優れているのか？　CQ.17

構造化抄録2（Positive）

1．書誌情報

タイトル（日本語）	上顎前歯部の骨造成を伴わない治癒した部位にシングルクラウンを支持したStraumann Standard Plusインプラントの臨床的および審美的アウトカムの評価：5〜8年後向き研究
タイトル（英語）	Evaluation of the clinical and aesthetic outcomes of Straumann Standard Plus implants supported single crowns placed in non-augmented healed sites in the anterior maxilla: a 5-8 years retrospective study
著者名	Zhao X, Qiao SC, Shi JY, Uemura N, Arai K, Lai HC.
雑誌名, 巻：頁	Clin Oral Implants Res 2016; 27（1）: 106-112.

2．構造化抄録

目的	PESおよびWESを介して、上顎前歯部の治癒部位に配置された軟組織レベルのインプラントによって支持されたシングルクラウンの長期間の審美的結果を評価すること
研究デザイン	分析疫学的研究
研究施設	上海第9人民病院の口腔顎顔面インプラント学科（中国）
対象	少なくても3ヵ月前に上顎前歯部単独で抜歯を受けた患者45名
介入	標準的な外科手技手順により、粗面が骨内に収まるようにインプラント体を埋入した。10〜16週間の免荷期間後、Straumann® SynOctaアバットメントを25Nにて締結し、焼付陶材冠をグラスアイオノマーセメントで合着した。
主要評価項目とそれに用いた統計学的手法	PES総スコア、WES総スコア、PES & WESの単一パラメータ、PPD、mPLI、mSBIおよび周辺骨吸収のデータについて平均値、中央値および標準偏差。PESとWESの頻度分布。組織バイオタイプの影響を比較：カイ二乗検定 PESとWESの変化の比較：Wilcoxon signed ranks検定 審美的評価の知覚者再現性を評価：κ統計 限界骨吸収の試験管内再現性：Wilcoxon符号付ランク すべての試験の有意水準はP<0.05であった
結果	インプラントすべてが骨結合し、インプラント周囲炎を示さなかった。 平均総PESはBL：8.48±2.62、6〜10ヵ月：9.57±2.37、5〜8年：9.01±2.45。 平均総WESはBL：7.83±1.60、5〜8年：7.72±1.43。
結論	インプラント治療後の自然な乳頭再生の可能性および再生した乳頭の長期安定性が確認された。しかしながら、軟組織表面の後退も認められた。薄いバイオタイプの後退の発生率はより高い傾向があった。

Abstractor Comments

長期経過における歯肉と周囲骨の安定性が認められていますが、審美的部位でのTLを使用するためには、**骨量やバイオタイプ条件をかなり揃える必要がある**ことが示唆されています。審美的部位のインプラント治療の報告は短期的なものが多い中で、5〜8年と比較的長期的な結果を提示しています。COI記載はありません。

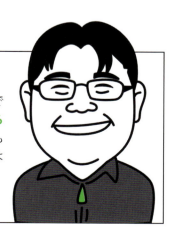

CQ.17 ティッシュレベルインプラントとボーンレベルインプラントはどちらが優れているのか？

構造化抄録3（Negative）

1．書誌情報

タイトル（日本語）	2つの異なるスクリュー型インプラントを用いた辺縁骨レベル変化の後向き研究：ティッシュレベル（TE）とボーンレベル（BL）インプラントの比較
タイトル（英語）	Retrospective Clinical Study of Marginal Bone Level Changes with Two Different Screw-Implant Types: Comparison Between Tissue Level (TE) and Bone Level (BL) Implant.
著者名	Kumar VV, Sagheb K, Kämmerer PW, Al-Nawas B, Wagner W
雑誌名，巻：頁	J Maxillofac Oral Surg 2014; 13(3): 259-266.

2．構造化抄録

目的	似た骨内形状と表面性状を持つBLインプラントとTEインプラントの辺縁周囲骨の減少（MBL）の比較を行うこと
研究デザイン	nRCT
研究施設	Department of Maxillofacial and Plastic Surgery, University of Mainz
対象	2006年1月1日から2009年12月31日まで、Straumann BLインプラントおよびTEインプラントを使用してインプラント治療を受けた129人の患者に挿入されたインプラント337個（179 BLおよび158 TE）
介入	すべての患者の記録が評価され、精査された。医学的診断、局所危険因子、およびその後の治療手順について患者データを精査した。患者の年齢、埋入領域、長さおよび直径、使用されるインプラントのタイプ、ならびに放射線撮影回数がすべて記録された。
主要評価項目とそれに用いた統計学的手法	主要評価項目：パノラマX線を用いて辺縁骨損失MBLの放射線測定を行った。また、埋入深度（IDIP）を測定した。 統計学的手法：一方向分散分析ANOVA（P<0.001）、Pearsonの相関係数（P<0.001）
結果	6～12ヵ月の期間で2つの群の間に統計的に有意な差はなかったが、その後BLと比較してTEの周りのMBL量はわずかに多かった。埋入深度とMBLの量との間に有意な正の相関があり、より深く配置されたインプラントはより多くの骨損失を認めた。
結論	BLは12ヵ月以上の期間でTEと比較して統計学的に有意に低いMBLを有すると結論づけることができる。IDIPはMBLの量に影響を与え、より深く配置されたインプラントは多くのMBLを有していた。

Abstractor Comments

本論文は、TL(TE)とBLのインプラント埋入における経時的な辺縁骨吸収量を比較しています。結論として、**ボーンレベルのほうが減少量は少ない**としているものの、有意差はあるものの臨床上は問題ない範疇であるとも示唆しています。部位は特定されていません。Struamannからの研究助成金を受けています。

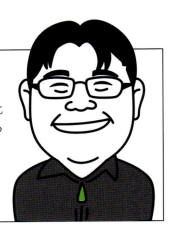

ティッシュレベルインプラントとボーンレベルインプラントはどちらが優れているのか？　CQ.17

構造化抄録4 (No Answer)

1．書誌情報

タイトル（日本語）	プライベートな研究設定における4591ストローマンインプラントの最大10年間後向き研究、パート1：多変量生存分析
タイトル（英語）	Retrospective cohort study of 4591 Straumann implants in private practice setting, with up to 10-year follow-up. Part 1: multivariate survival analysis.
著者名	French D, Larjava H, Ofec R.
雑誌名，巻：頁	Clin Oral Implants Res 2015;26(11):1345-1354.

2．構造化抄録

目的	さまざまなデザインのインプラント周囲の骨頂レベル（CBL）の特徴、インプラント周囲軟部組織の状態を記述し、経時的なふたつの関係を評価すること
研究デザイン	分析疫学的研究
研究施設	University of British Columbia
対象	4,591インプラントを有する2,060例の患者
介入	すべてのインプラントは、1999年から2012年の間に埋入された。1人の歯周病専門医が生存分析による外科原則とプロトコールを用いて、すべてのインプラント手術をフラップにより実施した。一般歯科医および専門家によって修復が行われた。
主要評価項目とそれに用いた統計学的手法	主要評価項目：1年、3年、5年、および7年。10年まで矯正放射線写真を用いてCBLの変化を評価した。Implant粘膜指数（IMI）と呼ばれる修正された出血指数を用いて、インプラント周囲軟部組織を評価した。 統計学的手法：多変量解析（P値 <0.15）
結果	IMIとCBLとの間に正の相関が認められ、IMI = 2,3,4の場合、それぞれ0.33mm、0.71mm、1.52mmの4年後の平均CBLで示されている。
結論	最初の10年間のCBLの変化によって測定された骨損失は、最小限であったが進行した骨損失を伴うインプラントを観察することは珍しいことではない。軟部組織状態は、骨損失の良好な指標となる。

Abstractor Comments

この報告書の目的は、Straumann® インプラントの周囲の骨頂レベル（CBL）とインプラント周囲軟部組織の評価（IMI）を経時的に比較し、そのふたつに相関性があることを証明することにあります。TL、BLともに使用されていますが、特に分けて結論づけられてはおらず、そのどちらも臨床的な経過は良好であり、また軟組織の変化をみることが重要であると結論づけています。COIの記載はありません。

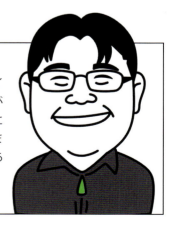

CQ.17 ティッシュレベルインプラントとボーンレベルインプラントはどちらが優れているのか？

インプラントデザインの選択と成功の定義

　天然歯には歯肉の付着から成り立つBiological widthが存在する。その性質を利用することで、調和のとれた歯肉形態を長期的に維持することが可能である。しかしインプラントには付着が存在しないため、周囲組織形態の維持はインプラントデザインなど他の修飾因子に依存する。そして、病的ではなくてもリモデリングにより経時的に特異的な変化をすることが予測される[5]。

　インプラント治療の成功はいくつかコンセンサスがあるが、審美部位の成功基準はPink Esthetic Score/White Esthetic Score[PES/WES]などの評価方法が用いられる[6]。しかし、すべての論文で統一されているわけではない。本稿においての成功は、臨床上、歯肉退縮しないもしくは患者満足が得られている状態を想定した。また、４論文はTLについて肯定しているものをPositiveとして扱った。

周囲組織維持ためのBLとTLの成功因子

　TLとBLを比較して、どちらが成功には有利なのか。構造化抄録1は、TLとBLを比較した結果、TLのほうが骨レベルの維持という点において有利である可能性があることを示唆した。この論文は、優劣を示す結論を出すには不確定要素が多いと感じるが、BLへ移行がはじまったこの論文の時代背景を考えるとBLのリスクファクターの存在を示唆した論文といえる。また、ITI treatment guideでは、インプラント-アバットメントのオフセットが有望であるとしている一方、長年の臨床経験に基づいて、TLが選択すべきインプラントデザインであるとも述べられており[7]、長期的な成功としては、TLの有用性は高いことが伺える。しかし、提示された成功症例の多くは、侵襲の大きい骨造成が行われていることが多く、十分な骨量の確保が必須となる。

　日常臨床で多く直面するのは、骨量が不足している審美部位であり、GBRも含め低侵襲アプローチを考えるとBLの選択となる。BLにおける審美部位での成功を得るためには、患者および埋入部位の評価や症例難易度を術前に把握することに加え、インプラント埋入ポジション（特に深度と頬舌的位置）、GBRの術式選択、プロビジョナルレストレーション・アバットメント・上部構造の材質、形態、着脱回数およびバイオタイプなど重要なファクターが多数存在する。つまり、BLは審美部位の成功に有利であることは期待できるが、その特異的な性質を十分に理解する必要がある。

まとめ

　どちらのインプラントデザインにも長所短所があるため、そのコンセプトを十分理解したうえで、患者にとって良い選択することが望ましいと考える。

表1　Detailed description of PES/WES.（参考文献8より引用・改変）

Parameter	PES Absent	Incomplete	Complete
(i) Mesial papilla	0	1	2
(ii) Distal papilla	0	1	2
	Major discrepancy	Minor discrepancy	No discrepancy
(iii) Curvature of facial mucosa	0	1	2
(iv) Level of facial mucosa	0	1	2
(v) Root convexity/soft tissue color and texture	0	1	2
Maximum total PES score			10

Parameter	WES Major discrepancy	Minor discrepancy	No discrepancy
(i) Tooth form	0	1	2
(ii) Tooth volume/outline	0	1	2
(iii) Color (hue/value)	0	1	2
(iv) Surface texture	0	1	2
(v) Translucency	0	1	2
Maximum total WES score			10

歯肉と歯冠を5項目、3段階、10点満点で評価する。

参考文献

1. Jan Lindhe, Thorkild Karring, Niklaus P. Lang（編著）. 岡本浩（監訳）. Lindhe 臨床歯周病学とインプラント 第3版 臨床編. 東京：クインテッセンス出版，1999.
2. Buser D, Sennerby L, De Bruyn H. Modern implant dentistry based on osseointegration: 50 years of progress, current trends and open questions. Periodontol 2000 2017;73(1):7-21.
3. Canullo L, Bignozzi I, Cocchetto R, Cristalli MP, Iannello G. Immediate positioning of a definitive abutment versus repeated abutment replacements in post-extractive implants: 3-year follow-up of a randomised multicentre clinical trial. Eur J Oral Implantol 2010;3(4):285-296.
4. Fischer K. 10-year outcome of SLA implants in the edentulous maxilla. ITI World Symposium, Geneva, Switzerland, 15-17 2010.
5. Grunder U, Gracis S, Capelli M. Influence of the 3-D bone-to-implant relationship on esthetics. Int J Periodontics Restorative Dent 2005;25(2):113-119.
6. Belser UC, Grütter L, Vailati F, Bornstein MM, Weber HP, Buser D. Outcome evaluation of early placed maxillary anterior single-tooth implants using objective esthetic criteria: a cross-sectional, retrospective study in 45 patients with a 2- to 4-year follow-up using pink and white esthetic scores. J Periodontol 2009;80(1):140-151.
7. ITI Treatment Guide Volume 6 審美領域における複数歯欠損. D. Wismeijer, S. Chen, D. Buser（著）. 黒江敏史, 勝山英明, 船越栄次（監訳）. 東京：クインテッセンス出版，2013.
8. Lanza A, Di Francesco F, De Marco G, Femiano F, Itro A. Clinical Application of the PES/WES Index on Natural Teeth: Case Report and Literature Review. Case Rep Dent 2017;2017:9659062.

18 スクリュー固定とセメント固定どちらの成績が良いのか？

A.18 スクリュー固定、セメント固定どちらも一長一短がありどちらともいえない

結論
それぞれの利点を活用し、できるだけの欠点改善が成功の秘訣といえよう。単冠か連結か、また左右側にわたるボーンアンカードブリッジなど、補綴形態で成績に影響が出る。その一方で、操作性が精度の差に通ずるため、術者のこだわりが結果に結びついていると思われる。症例や臨床スタイルによって使い分けたほうが良いと考える。

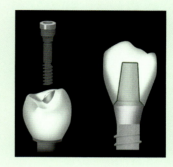

スクリュー固定とセメント固定
　一般的にはアバットメントに上部補綴装置を固定する際、スクリューまたはセメントを用いる。スクリュー固定にはオクルーザルホールでアバットメントに固定する方法や、最近ではあまり使用されなくなってきたが審美部位等において補綴装置舌側からサイドスクリューで固定する方法や、フリクションやテーパー角を利用し、スクリューやセメントを使用しない固定法も存在する。

補綴的問題点
　補綴的問題点として、スクリュー固定では固定スクリューの破折や緩みが生じる場合があり、また補綴装置スクリューホール周囲では強度的問題からチッピングや破折等も報告されている。サイドスクリュー固定では口腔内での操作性の問題も懸念される。

スクリューホール封鎖の課題
　インプラント内部の細菌がインプラントアバットメント接合部から漏洩されることにより、インプラント辺縁骨吸収に影響を及ぼすことが報告されている。咬合面のスクリューホールは術者の着脱を容易にする反面、ホールの封鎖や封鎖後の強度が課題である。

余剰セメントの影響
　セメント固定においては余剰セメントがインプラント周囲病変のリスク因子として考えられる。しかしセメント固定にした場合、必ずしも余剰セメントが問題になるわけではなく、マージン位置設定や補綴装置合着後のアバットメント固定などの工夫で余剰セメントの対策がなされている。余剰セメントの問題を指摘する論文の多くにおいても、マージン位置が深く設定されていることを懸念している。だがスクリュー固定でもインプラント周囲炎は同程度の件数が報告されている。

コスト的問題
　セメント固定の場合は上部補綴装置を外したいと思っても、セメントによる維持力のコントロールが困難であるため、仮着セメントでも外すことができない場合がある。仮に外す必要があり、壊さざるをえない場合、再製に時間や費用面での負担が考えられる。一方スクリュー固定では、パーツの多さから初期段階での費用がかかり、補綴装置装着後にスクリューないしスクリューホール周囲の破折が生じた場合などで時間と費用がかかる。スクリューの緩みやスクリューホール封鎖材の再填塞のための患者通院回数負担も考慮しなくてはならない。本稿では、スクリュー固定をポジティブとしエビデンスを基に考察する。

CQ.18 スクリュー固定とセメント固定どちらの成績が良いのか？

構造化抄録1（Positive）

1．書誌情報

タイトル（日本語）	残留セメントとインプラント周囲病変のリスク－システマティックレビュー
タイトル（英語）	Excess cement and the risk of peri-implant disease - a systematic review.
著者名	Staubli N, Walter C, Schmidt JC, Weiger R, Zitzmann NU.
雑誌名, 巻：頁	Clin Oral Implants Res 2017; 28(10): 1278-1290.

2．構造化抄録

目的	インプラント周囲病変のリスク指標としての余剰セメントの関連を評価すること
研究デザイン	システマティックレビュー／メタアナリシス
研究施設	Department of Periodontology, Endodontology and Cariology, University Centre for Dental Medicine, University of Basel, Basel（スイス）
使用データベース	2016年6月までの MEDLINE および EMBASE 電子データベース
対象論文／抽出論文	26／383
主要評価項目とそれに用いた統計学的手法	主要評価項目：セメントおよびスクリュー固定でのインプラント周囲炎、周囲粘膜炎
結果	インプラント周囲病変のリスク指標としての残留セメントの関連を評価したところ周囲疾患の大半は初期段階で観察された。アバットメントやセメントの種類の差は有意ではなかった。
結論	残留セメントはインプラント周囲疾患の可能性のあるリスク因子として同定され、4週間以内の軟組織治癒期間中に頻繁に観察された。残留セメントに伴うインプラント周囲疾患の危険性を軽減するには、十分にアクセス可能な粘膜レベルのクラウンマージンが推奨され、軟組織の成熟および補綴装置装着後初期の経過観察がなされるべきである。

Abstractor Comments

余剰セメントはインプラント周囲疾患のリスク因子と考えられるとし、セメント固定された**補綴装置装着後4週はインプラント周囲組織の観察が重要**としています。現在主流の CAD/CAM によるデジタル製作するカスタムアバットメントはサブジンジバルカントゥアの調整とクラウンマージンの設定が可能になるため、セメント除去を容易にし、セメント固定には効果的であると思われます。

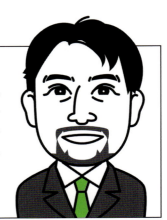

CQ.18 スクリュー固定とセメント固定どちらの成績が良いのか？

構造化抄録2（No Answer）

1. 書誌情報

タイトル（日本語）	セメントおよびスクリュー固定補綴装置におけるインプラント周囲の骨損失：システマティックレビューおよびメタアナリシス
タイトル（英語）	Peri-implant bone loss in cement- and screw-retained prostheses: systematic review and meta-analysis.
著者名	de Brandão ML, Vettore MV, Vidigal Júnior GM.
雑誌名，巻：頁	J Clin Periodontol 2013; 40(3): 287-295.

2. 構造化抄録

目的	セメントおよびスクリュー固定補綴装置におけるインプラント周囲骨欠損を評価比較すること
研究デザイン	システマティックレビュー／メタアナリシス
研究施設	Implantology Department, INOVI, Vitória, ES（ブラジル）
使用データベース	コクラン・コラボレーショングループ　電子データベース
対象論文数／抽出論文数	9／1,217
主要評価項目とそれに用いた統計学的手法	主要評価項目：セメント・スクリュー固定補綴装置それぞれの辺縁骨吸収をX線により評価した前向きおよび後向き研究を対象 統計学的手法：メタ分析
結果	2研究のみがセメントとスクリュー固定補綴装置の両方を含み、3研究でスクリュー固定補綴装置のみを、4研究ではセメント固定補綴装置のみを評価した。 プールされた平均的な辺縁骨吸収は、セメント固定補綴装置0.53mm（CI 95％、0.31-0.76mm）、スクリュー固定補綴装置0.89mm（CI 95％、0.45-1.33mm）であった。
結論	セメント固定とスクリュー固定の補綴装置の間接的な比較によると、辺縁骨吸収の差を裏付ける証拠はない。

Abstractor Comments

辺縁骨吸収にフォーカスをあてたシステマティックレビューです。多くはブローネマルク Mark Ⅲ を代表に、エクスターナル HEX のみが対象であるため結果的にタイプを統一して比較されている点に注目が必要です。12ヵ月以上の経過観察期間で**両固定法に辺縁骨吸収の差はなかった**としています。

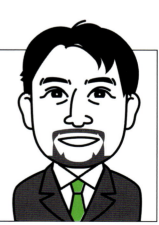

CQ.18 スクリュー固定とセメント固定どちらの成績が良いのか？

構造化抄録3（Negative）

1．書誌情報

タイトル（日本語）	セメントとスクリュー固定インプラント補綴のための辺縁骨吸収の評価：システマティックレビューおよびメタアナリシス
タイトル（英語）	Evaluation of cement-retained versus screw-retained implant-supported restorations for marginal bone loss: A systematic review and meta-analysis
著者名	Lemos CA, de Souza Batista VE, Almeida DA, Santiago Júnior JF, Verri FR, Pellizzer EP.
雑誌名，巻：頁	J Prosthet Dent 2016; 115(4): 419-427.

2．構造化抄録

目的	インプラント補綴装置におけるセメントとスクリュー固定システムの辺縁骨吸収、インプラント生存率および補綴合併症に関して比較すること
研究デザイン	システマティックレビュー／メタアナリシス
研究施設	IGraduate student, Aracatuba Dental School, São Paulo State University, São Paulo（ブラジル）
使用データベース	PubMed、MEDLINE、Embase、Scopus、コクランライブラリーデータベース
対象論文数／抽出論文数	20（平均年齢47.14歳、計8,989本のインプラントの治療を受けた2,139名）
主要評価項目とそれに用いた統計学的手法	統計学的手法：メタ分析、Mantel-Haenszel 法および逆分散法
結果	20論文では平均47.14歳、8,989本のインプラント／2,139名、平均観察期間は65.4ヵ月（範囲：12〜180ヵ月）であった。辺縁骨吸収の平均差の結果は、セメント固定補綴装置で統計的に有意な差を示した。インプラント生存率はセメント固定補綴装置で高く、補綴合併症発症率はスクリュー固定で高かった。平均プラーク指数では、固定様式間の差はなかった。
結論	メタ分析ではセメント固定補綴装置において12〜180ヵ月の観察期間中、スクリュー固定と比較し辺縁骨吸収は少なかった。しかし平均値間のわずかな差は臨床的意義を示さないかもしれない。補綴合併症およびインプラント生存率も、セメント固定された補綴装置は比較的良好であった。

Abstractor Comments

本論文ではセメント固定の方が辺縁骨吸収が少なかったとしつつも、臨床的な問題ではないとしています。**インプラントの補綴合併症や生存率もスクリュー固定と比較し、セメント固定は良好であった**としています。これらは65.4ヵ月と、長期的な平均観察期間での評価となります。

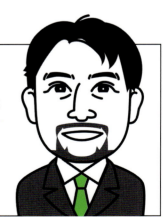

スクリュー固定とセメント固定どちらの成績が良いのか？ CQ.18

構造化抄録4（Negative）

1. 書誌情報

タイトル（日本語）	セメントとスクリュー固定によるインプラント補綴装置の緩みについての後向き研究
タイトル（英語）	Retrospective analysis of loosening of cement-retained vs screw-retained fixed implant-supported reconstructions.
著者名	Korsh M, Walther W
雑誌名，巻：頁	Quintessence Int 2015; 46(7): 583-589.

2. 構造化抄録

目的	固定性インプラント補綴装置（FDPs）で、酸化亜鉛ユージノールセメント（ZEC）による固定のスクリュー固定と比較し、緩みの頻度と安全性を検証すること
研究デザイン	後向き研究
研究施設	Dental Academy for Continuing Professional Development, Karlsruhe（ドイツ）
対象	スクリュー固定インプラント59本、セメント固定インプラント40本
方法	3.5年間のFDPs上部装置の緩みに関して調査
主要評価項目とそれに用いた統計学的手法	主要評価項目：仮着セメントおよびスクリュー固定での補綴装置の緩み
結果	補綴の緩みの発生率は、スクリュー固定FDPs（29％）よりもZEC（10％）を用いたセメント固定FDPsで有意に低かった。 また4つのスクリュー固定FDPsと1つのセメント固定FDPにおいて重大な合併症が発生した。観察期間中の上部の生存率はスクリュー固定FDPsで97％、セメント固定FDPsで100％（有意差なし）であった。
結論	セメント固定におけるFDPs緩みの発生率は、スクリュー固定に比べ有意に低かった。 仮着セメントを使用したセメント固定インプラントでは、必ずしもより多くの補綴装置の緩みにつながるとは限らない。ZECセメントによる合着は正当である。

Abstractor Comments

固定性インプラントの補綴装置の緩みに関して、スクリュー固定と比較してセメント固定では緩みが少なく、また**仮着（酸化亜鉛ユージノール）セメントでも十分問題ない**との見解を示しています。

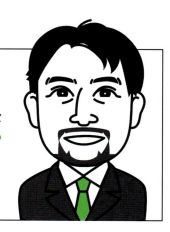

CQ.18 スクリュー固定とセメント固定どちらの成績が良いのか？

バイオロジカルな面から見た固定方式の違い

ここではバイオロジカルとメカニカルに分け解説したい。

バイオロジカルな面として近年、インプラント周囲炎が話題になり周囲炎対策が議論となった場合、残留セメント[1,2]が話題となる。論文を読み解くとインプラント周囲炎に必ず残留セメントが見つかるわけでもなくスクリュー固定でも周囲炎の報告は同程度見られる[3]。これらのことから、粘膜縁下に残留したセメントが周囲炎の一要因となりえると考えるのが妥当であり、補綴装置装着後4週は特に注意が必要である[4]。対策として、クラウンマージンの設定や確実なセメント除去、適切なサブジンジバルカウントゥアの設計など、インプラント補綴の基本事項を遵守することが重要である[4]。

辺縁骨吸収に関してはさまざまな要因が関与するため、スクリューやセメント固定様式が大きな要因ではないかもしれない[5]。インプラント‐アバットメントのインプラント内部からの細菌漏洩なども考えられ、たとえばアバットメントがバットジョイントで上部補綴装置がスクリュー固定では、インプラント内部への細菌経路が口腔内から通ずるため微小漏洩の周囲組織への影響を懸念する必要がある。筆者もセメントが原因といわれる症例写真を目にするが、その多くは補綴的な問題の存在や骨造成した臼歯部の問題が見られ、単にセメント固定だけの問題とするには短絡的と考える。

メカニカルな面から見た固定方式の違い

次にメカニカルな面に目を向けてみると、複雑な構造から固定スクリューの破折や緩み、また補綴装置のスクリューホール周囲の破折やチッピングなどのスクリュー固定の問題も多く報告されている[5,6]。しかしボーンアンカードブリッジなどの大きな上部補綴装置においては人工歯の破折や補綴装置のトラブルも報告されており[5]、上部補綴装置に加わる咬合力に対する応力をどの部分で開放するかの問題であると捉えたほうが理解しやすいと考える。

臨床上では長期的なメインテナンスを考慮し、着脱のしやすさや偶発時の対応しやすさなど、操作性を優先して固定様式を選択することは、重要である[7]。そのためフリクションやテーパー嵌合などセメントやスクリューを使用しない固定法も試みられている。すべての固定法に一長一短があるため、咬合やメインテナンスを含めた補綴設計、また補綴装置作製段階での精度向上と経年的な操作性などを考慮し、症例に応じた固定法選択が必要と考える。

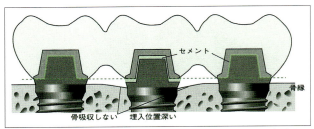

図1-a、b 複数連結したインプラント支台で上部構造が不適合であった場合、セメント固定式では上部構造との隙間がセメントで充填されるため応力が生じにくい。（小宮山彌太郎，蛭田 賢，田辺久憲，鵜沢 忍（著）．臨床手技の根拠を探る：インプラント技工編：第3回 セメント固定のなぜ？ その利点と欠点．Quintessence DENT Implantol 2007;14（5）:124-128. より引用・改変）

参考文献

1. Wilson TG Jr. The positive relationship between excess cement and peri-implant disease: a prospective clinical endoscopic study. J Periodontol 2009;80(9):1388-1392.
2. Wittneben JG, Millen C, Brägger U. Clinical performance of screw- versus cement-retained fixed implant-supported reconstructions--a systematic review. Int J Oral Maxillofac Implants 2014;29 Suppl:84-98.
3. de Brandão ML, Vettore MV, Vidigal Júnior GM. Peri-implant bone loss in cement- and screw-retained prostheses: systematic review and meta-analysis. J Clin Periodontol 2013;40(3):287-295.
4. Staubli N, Walter C, Schmidt JC, Weiger R, Zitzmann NU. Excess cement and the risk of peri-implant disease - a systematic review. Clin Oral Implants Res 2017;28(10):1278-1290.
5. Lemos CA, de Souza Batista VE, Almeida DA, Santiago Júnior JF, Verri FR, Pellizzer EP. Evaluation of cement-retained versus screw-retained implant-supported restorations for marginal bone loss: A systematic review and meta-analysis. J Prosthet Dent 2016;115(4):419-427.
6. Korsch M, Walther W. Retrospective analysis of loosening of cement-retained vs screw-retained fixed implant-supported reconstructions. Quintessence Int 2015;46(7):583-589.
7. Atieh MA, Alsabeeha NH, Faggion CM Jr, Duncan WJ. The frequency of peri-implant diseases: a systematic review and meta-analysis. J Periodontol. 2013;84(11):1586-1598.

19 プラットフォームスイッチングは有効か？

A.19 プラットフォームスイッチングは臨床的に有効である

結論

プラットフォームスイッチングはインプラント辺縁骨の吸収に関して有利に作用する。また、スイッチング量（インプラント体とアバットメントの直径の差）が大きいほどその効果が大きい傾向にある。しかし、プラットフォームスイッチングはインプラントの生存率には影響しない。

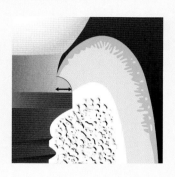

プラットフォームスイッチングとは

プラットフォームスイッチングとは、インプラント体トップの直径よりも小径のアバットメントを使用し、インプラントネック部周囲の骨吸収を防ぐテクニックである。

プラットフォームスイッチングの歴史

Ankylosインプラント（デンツプライシロナ社）などプラットフォームスイッチングの接合様式を持つインプラントは1990年代から存在していたが、辺縁骨の吸収が抑制される原因は応力集中を防ぐインプラント外形にあるとされていた。しかし、Lazzara等がプラットフォームスイッチングの接合様式そのものに辺縁骨の吸収を低減させる効果があるということを2006年に報告[1]してから広く注目されることとなった。現在のインプラントはプラットフォームスイッチング接合様式を有するインプラントシステムが非常に多い。

プラットフォームスイッチングの原理

プラットフォームスイッチングが骨の吸収を抑制する機序の仮説は以下の通りである。アバットメントがインプラント体トップ部の直径よりも1.0～2.0mm程度小さいためインプラント体－アバットメント接合部が骨から水平的に遠くなる。⇒インプラント体－アバットメント接合部に生じる炎症性結合組織の浸潤がインプラント体の上端に限定される。⇒炎症性結合組織の骨に対する垂直的な干渉が減少して結果として骨吸収が抑制される。

また、野沢らがインプラント周囲組織の幅と高さの関係についてプラットフォームを基準に測定したところ、およそ1対1.5であると報告している。またChangらは同一人物のインプラントと反対側同名天然歯とを比較し、その幅と高さは天然歯が1対2.3であるのに対しインプラントは1対1.5であったと報告している。以上のことから天然歯と比較し、インプラント周囲軟組織のほうが厚みに対して高さが低いことがわかる。そのため、通常のインプラントの直径と同じアバットメントに比較して、プラットフォームスイッチングさせたアバットメント周囲にはより厚い歯肉が獲得できるため、インプラント周囲軟組織の高さの保持にも有利であると考えられる。

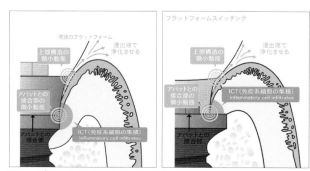

図1　プラットフォームスイッチングの原理。（石川高行，山森翔太．こうすれば防げるインプラント周囲炎．東京：クインテッセンス出版，2012；21より）

CQ.19 プラットフォームスイッチングは有効か？

構造化抄録1（Positive）

1．書誌情報

タイトル（日本語）	インプラント周囲骨保存のためのプラットフォームスイッチング：システマティックレビューとメタ分析
タイトル（英語）	Platform switching for marginal bone preservation around dental implants: a systematic review and meta-analysis.
著者名	Atieh MA, Ibrahim HM, Atieh AH.
雑誌名，巻：頁	J Periodontol 2010; 81(10): 1350-1366.

2．構造化抄録

目的	X線上のインプラント辺縁骨の変化と生存率に関してプラットフォームスイッチングタイプと従来型のプラットフォームが合致したタイプのインプラントをシステマティックに評価すること
研究デザイン	システマティックレビュー／メタアナリシス
研究施設	Sir John Walsh Research Institute, School of Dentistry, University of Otago, Dunedin（ニュージーランド）他
使用データベース	MEDLINE, EMBASE, The Cochrane oral health group's trials register, The Cochrane central register of controlled trials, The U.K. national research register, The Australian New Zealand clinical trials registry, The database of abstracts of reviews of effectiveness and conference proceedings citation index
対象論文数／抽出論文数	10論文／146論文
主要評価項目とそれに用いた統計学的手法	主要評価項目：論文の収集データ；1）タイトル、2）発行年月日、3）インプラントの埋入部位と数、4）インプラントデザインとシステム、5）インプラントの直径と長さ、6）埋入プロトコール、7）再生療法、8）最終補綴装置の装着時期、9）インプラントとアバットメントの直径の差異（プラットフォームスイッチング群）、10）辺縁骨の変化、11）インプラント生存率、12）追跡期間 統計学的手法：カイ二乗 Q-statistic method、アイ二乗 measurement
結果	10編の論文中の1,239本のインプラントが対象となった。 ・辺縁骨の吸収量：プラットフォームスイッチング群が有意に少ない ・インプラントの生存率：プラットフォームスイッチング群と従来群に有意差はない ・良好な骨反応に必要なプラットフォームスイッチング量：0.4mm 以上
結論	プラットフォームスイッチングはインプラント辺縁骨と軟組織レベルの保存に有効に働き、辺縁骨の吸収量はプラットフォームのスイッチ距離が大きくなると減少する関係にある。

Abstractor Comments

プラットフォームスイッチングが辺縁骨の吸収に対して有利に働くことを示した論文です。**プラットフォームのスイッチ量が大きい程、辺縁骨の吸収低減に有利に働き**、また、**効果的なスイッチ量が0.4mm 以上**であることを示していることは興味深いといえます。

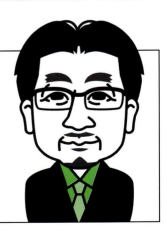

CQ.19 プラットフォームスイッチングは有効か？

構造化抄録2（Positive）

1. 書誌情報

タイトル（日本語）	プラットフォームスイッチングとプラットフォームマッチングのインプラントの骨レベルの変化：システマティックレビューとメタアナリシス
タイトル（英語）	Bone level changes around platform switching and platform matching implants: a systematic review with meta-analysis.
著者名	DI Girolamo M, Calcaterra R, DI Gianfilippo R, Arcuri C, Baggi L
雑誌名，巻：頁	Oral Implantol (Rome) 2016; 9（1）: 1-10.

2. 構造化抄録

目的	インプラント撤去率やインプラント辺縁骨の吸収量に関する臨床的および X 線学的結果に関して、プラットフォームスイッチ（PS）型とプラットフォームマッチ（PM）型インプラントを有効な論文を通して比較評価すること
研究デザイン	システマティックレビュー／メタアナリシス
研究施設	（1）School of Dentistry, University of Rome（2）Department of Social Dentistry, National Institute for Health, Migration and Poverty, School of Dentistry, University of Rome（3）Department of Clinical Sciences and Translational Medicine, University of Rome（イタリア）
使用データベース	PubMed/Medline
対象論文数／抽出論文数	15論文／323論文
主要評価項目とそれに用いた統計学的手法	PS と PM のインプラント撤去率と辺縁骨の変化について記述してある英文のランダム化比較試験の論文のみを対象とした。 主要評価項目：1）インプラント撤去率、2）X 線写真上での辺縁骨の変化量、3）患者数およびインプラント数、4）埋入位置、5）インプラントの直径と長さ、6）プラットフォームスイッチの長さ、7）インプラントの種類
結果	15論文内の642人の患者における1,439本のインプラントが対象となった。 ・PS における辺縁骨の吸収量は PM と比較して小さい ・PS と PM 間に撤去率の差はなかった
結論	プラットフォームスイッチングはインプラント辺縁骨の吸収を防ぐのに大変有効は手法である。

Abstractor Comments

プラットフォームスイッチングがインプラント辺縁の骨吸収を低減させる働きがあることを示した論文です。対象となった患者数とインプラント数が多いシステマティックレビューです。

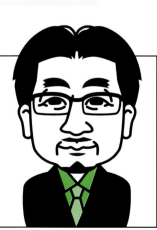

CQ.19 プラットフォームスイッチングは有効か？

構造化抄録3（Negative）

1．書誌情報

タイトル（日本語）	プラットフォームスイッチと通常のプラットフォームインプラント：ランダム化比較試験による9ヵ月間負荷後の結果
タイトル（英語）	Platform switching vs regular platform implant: nine-month post-loading results from a randomized controlled trial.
著者名	Meloni SM, Javanovic SA, Lolli FM, Pisano M, De Riu G, De Riu N, Luglie PF, Tullio A.
雑誌名，巻：頁	Eur J Oral Implantol 2014; 7（3）: 257-265.

2．構造化抄録

目的	片側大臼歯1歯欠損症例においてプラットフォームスイッチ（PS）型とレギュラープラットフォーム（RP）型インプラントの臨床的なアウトカムを比較すること
研究デザイン	RCT
研究施設	Dentistry Unit of the University Hospital of Sassari（イタリア）
対象	以下のすべてを満たしている患者を対象とした：①大臼歯において固定性のインプラント支持型クラウンを必要としている ②顎位が安定している ③18歳以上 ④インフォームドコンセント ⑤残存骨の高さが10mm以上 ⑥残存骨の幅が6mm以上 ⑦5mm以上の角化歯肉の存在
介入	あり
評価項目とそれに用いた統計学的手法	埋入された36本のインプラントの評価項目：①インプラント・クラウンの除去 ②合併症 ③インプラント辺縁骨の位置 ④インプラント周囲粘膜の反応 ⑤残存骨の高さが10mm以上 ⑥残存骨の幅が6mm以上 ⑦5mm以上の角化歯肉の存在 統計学的手法：t検定（危険率5％）
結果	以下の項目においてPSとRP間に有意差はなかった：①インプラント埋入1年後の辺縁骨のレベル ②インプラント埋入6ヵ月および12ヵ月後のポケット深さ ③インプラント埋入6ヵ月および12ヵ月後のポケット深さプロービング時の出血
結論	プラットフォームスイッチ型とレギュラープラットフォーム型インプラントに有意な差は認められなかった。

Abstractor Comments

プラットフォームスイッチングの優位性が認められないことを示したランダム化比較試験の論文です。追跡期間が9ヵ月と他の論文と比較して短期間であるため、レギュラー型のインプラントとの差異が顕著化しなかった可能性も考えられます。

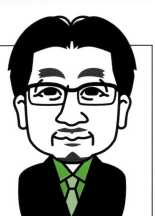

CQ.19 プラットフォームスイッチングは有効か？

構造化抄録4 (No Answer)

1. 書誌情報

タイトル（日本語）	プラットフォームスイッチとインプラント：メタアナリシス
タイトル（英語）	Platform switch and dental implants: A meta-analysis.
著者名	Chrcanovic BR, Albrektsson T, Wennerberg A.
雑誌名，巻：頁	J Dent 2015; 43(6): 629-646.

2. 構造化抄録

目的	インプラント成功率，インプラント辺縁骨レベルおよび術後の感染の点に関してプラットフォームスイッチング(PS)型とプラットフォームマッチング(PM)型のインプラントに差が存在するとする仮説とないとする仮説を検証すること
研究デザイン	システマティックレビュー／メタアナリシス
研究施設	(1) Department of Prosthodontics, Faculty of Odontology, Malmo University（スウェーデン） (2) Department of Biomaterials, Goteborg University（スウェーデン）
使用データベース	PubMed/Medline, Web of Science, Cochrane oral health group trials register
対象論文数／抽出論文数	18論文／2,907論文
評価項目とそれに用いた統計学的手法	論文の収集データ：①発行年月日 ②研究デザイン ③単一施設研究 or 多施設研究 ④患者数 ⑤患者の年齢 ⑥追跡の有無 ⑦抗生剤の予防投与 ⑧マウスリンス使用 ⑨インプラントの治癒期間 ⑩撤去後に再埋入のインプラント ⑪術後感染 ⑫インプラント辺縁骨のレベル ⑬インプラントの表面性状 ⑭補綴装置のタイプ ⑮上顎 or 下顎 ・Meta-regressions
結果	1,216本のPSインプラントと1,157本のPMインプラントが対象となった。 ・インプラント撤去と術後感染の比較：情報量の不足のため行わなかった。 ・インプラント辺縁骨の吸収量：PMに比較してPSは有意に小さい。そして経過期間が長くなったり、プラットフォームスイッチ量が大きくなるとPSとPMの辺縁骨の吸収量の差が大きくなる傾向にあった。
結論	インプラント辺縁骨の吸収量に関してはPSはPMよりも優れていたが、情報量の不足のためインプラント撤去と術後感染の比較ができなかった。多くの研究は経過観察期間が短く、両者の優劣を判断するには慎重を要する。

Abstractor Comments

合計2,373本のインプラントが対象となったメタアナリシスです。他のポジティブ論文と同様に辺縁骨の吸収量に関してはプラットフォームスイッチングの優位性を示していますが、対象となった論文の情報量が少なく、追跡期間も短く、著者は両プラットフォームの優劣は安易に語れないとのスタンスに立っています。しかし、他の多くの論文と同様に辺縁骨レベルの保存に関してはプラットフォームスイッチが有利に働くのは確かそうです。

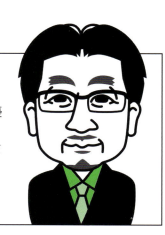

CQ.19 プラットフォームスイッチングは有効か？

構造化抄録に対する解説

トロント会議（1998年）におけるインプラントの成功基準は、インプラントの機能開始1年以降の経年的な垂直的骨吸収は1年間で平均0.2mm未満であるとしている。つまり、辺縁骨が安定的に存在することはインプラントの成否にとって重要なファクターである。臨床的な観察から発見された、プラットフォームスイッチングの辺縁骨の吸収低減効果は近年注目されており、多くのインプラントシステムにおいてこの接合様式が応用されている。構造化抄録1、2のみならず多くの論文がプラットフォームスイッチングは辺縁骨の安定にとって有効であるとしている[2〜5]。また、構造化抄録4においては、プラットフォームスイッチ量が大きくなると通常の接合様式に比べた辺縁骨の吸収量の差が大きくなる傾向にあるとしている[6]。一方、厚い歯肉に対してプラットフォームスイッチングは有効であるが、薄い歯肉の場合には効果性は認められないとする論文もある[7]。

これまでアバットメント装着の最初の1年までのインプラントの辺縁骨の吸収は大きく、それ以降の辺縁骨の吸収はわずかであるとされてきた。プラットフォームスイッチングの構造化抄録3は追跡期間がこの最初の1年を対象としており、それ以降の追跡がなされていない。そのため、追跡期間のより長い他の多くのpositive論文と異なる否定的な結論になったと考えられる。別な見方をすれば、最初の1年間という期間に限定すればプラットフォームスイッチングの効果は小さいとも考えられる。

また、内部接合部（Internal Connection）の方が、外部接合（External Connection）よりも辺縁骨の吸収が小さい傾向にあるとする論文があり、これは多くの内部接合様式のインプラントがプラットフォームスイッチングであることに関係していると論じている[8]。

これまでのプラットフォームスイッチングに関する論文は、辺縁骨の吸収量に関するものがほとんどであり、軟組織の辺縁位置の変化やアバットメント周囲組織の炎症の有無や程度に言及したものは少ない。また、多くのシステマティックレビューが、プラットフォームスイッチングは辺縁骨の吸収抑制に効果があるものの、インプラントの生存率に影響することはないとしている。今後、より長い期間の辺縁骨や辺縁歯肉の変化を対象とした臨床研究の報告が待たれる。

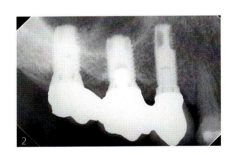
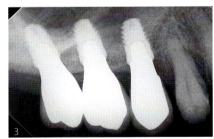

図2 プラットフォームスイッチングでない接合様式の症例における機能5年後の状態。およそ1から2スレッド分のインプラント辺縁骨の吸収が認められる。

図3 プラットフォームスイッチング接合様式の症例の機能5年後の状態。この症例においては図2に認められたようなインプラント辺縁骨の吸収は認められない。

参考文献

1. Lazzara RJ, Porter SS. Platform switching: a new concept in implant dentistry for controlling postrestorative crestal bone levels. Int J Periodontics Restorative Dent 2006;26(1):9-17.
2. Monje A, Pommer B. The Concept of Platform Switching to Preserve Peri-implant Bone Level: Assessment of Methodologic Quality of Systematic Reviews. Int J Oral Maxillofac Implants 2015;30(5):1084-1092.
3. Herekar M, Sethi M, Mulani S, Fernandes A, Kulkarni H. Influence of platform switching on periimplant bone loss: a systematic review and meta-analysis. Implant Dent 2014;23(4):439-450.
4. Strietzel FP, Neumann K, Hertel M. Impact of platform switching on marginal peri-implant bone-level changes. A systematic review and meta-analysis. Clin Oral Implants Res 2015;26(3):342-358.
5. Al-Nsour MM, Chan HL, Wang HL. Effect of the platform-switching technique on preservation of peri-implant marginal bone: a systematic review. Int J Oral Maxillofac Implants 2012;27(1):138-145.
6. Annibali S, Bignozzi I, Cristalli MP, Graziani F, La Monaca G, Polimeni A. Peri-implant marginal bone level: a systematic review and meta-analysis of studies comparing platform switching versus conventionally restored implants. J Clin Periodontol 2012;39(11):1097-1113.
7. Linkevicius T, Puisys A, Steigmann M, Vindasiute E, Linkeviciene L. Influence of Vertical Soft Tissue Thickness on Crestal Bone Changes Around Implants with Platform Switching: A Comparative Clinical Study. Clin Implant Dent Relat Res 2015;17(6):1228-1236.
8. de Medeiros RA, Pellizzer EP, Vechiato Filho AJ, Dos Santos DM, da Silva EV, Goiato MC. Evaluation of marginal bone loss of dental implants with internal or external connections and its association with other variables: A systematic review. J Prosthet Dent 2016;116(4):501-506.

20 ジルコニアインプラントはチタンインプラントと同様にもつのか？

A.20 十分な長期的証拠が得られていないが、同様にもち、チタンの代替となる可能性がある

結論

近年のメタルフリー思考の需要に伴いジルコニアインプラントの数多くの研究がなされチタンインプラントの代替となる可能性が示されている。長期臨床的エビデンスは不十分で、特に2ピースに対しては技術革新が待たれるとされているが、組織学的動物研究ではチタンインプラントと同等であることが示されている。

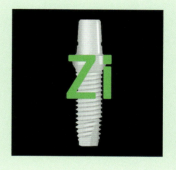

ジルコニアインプラントの開発

口腔インプラントにおけるゴールドスタンダードとしてチタンが用いられているが、メタルフリー思考の需要の増加によりジルコニアインプラントの多くの研究がなされており、まだ一部であるがチタンの代替候補としてその地位を獲得してきている。

ジルコニアインプラントの開発の理由の一つにチタンアレルギーが挙げられる。チタンは空気に触れると即時に酸化し不動態層ができ、口腔内においても唾液タンパクとの接触により瞬時に不動態化し、高い安定性を示しアレルギー反応の原因にはほとんどならないとされていた[1]。しかし現在、日用品などにも広く使用され、チタンの生体被曝が増大しアレルギーと無縁とはいえなくなっている。1,500名のインプラント患者を調べたSiciliaらのチタンアレルギーについての報告では[2]チタンアレルギー率は0.6%と示されている。また、実際にチタン製歯科インプラントによるチタンアレルギーと診断されたレビュー論文も報告されている[3]。このような背景により、ジルコニアインプラント開発も必要となっていると考えられる。ただし、世界中で非常に多数のチタンインプラントが埋入されている中、アレルギー報告は極めて少数であり過剰な対応は必要ないと考えられる。

ジルコニアインプラントの現状と将来性

ジルコニアインプラントとチタンインプラントの比較については構造化抄録2の比較研究が興味深い。サル6匹に対して5ヵ月間負荷後の詳細な評価比較がされており、その結果ジルコニアインプラントはチタンインプラントと同等であることを示している。また、2009年のシステマティックレビュー[4]においてもアルミナ、ジルコニア、およびチタンの間に同様の骨インプラント接触（BIC）を示す組織学的動物研究が示されている。しかし、臨床試験は無作為化されておらずジルコニアインプラントを推奨するには不十分と示されている。2016年においてのシステマティックレビューにおいては[5]、長期的証拠は不十分で特に2ピースについてはさらなる臨床研究が必要とされているが、ジルコニアインプラントはチタンインプラントの代替品となり得ることが示されている。

2ピースジルコニアインプラントにおいてはスクリューリテインのチタンシステムよりネジの破折や緩みが起こるという報告[6]などがあるものの、ブラスト＋酸エッチング処理をしたジルコニアはチタンのSLA処理と同等以上の骨形成能があるという研究報告があるなど[7]、将来に向けてジルコニアインプラントはチタンの代替となり得る可能性があるといえよう。

CQ.20 ジルコニアインプラントはチタンインプラントと同様にもつのか？

構造化抄録1（Positive）

1．書誌情報

タイトル（日本語）	単歯欠損にZrO₂インプラントを用いた臨床成績に関する前向き研究
タイトル（英語）	A prospective clinical study to evaluate the performance of zirconium dioxide dental implants in single-tooth gaps.
著者名	Gahlert M, Kniha H, Weingart D, Schild S, Gellrich NC, Bormann KH.
雑誌名，巻：頁	Clin Oral Implants Res 2016; 27(12): e176-e184.

2．構造化抄録

目的	上下顎単歯欠損に用いたZrO₂ monotypeインプラント（Straumann PURE ceramic implant）の臨床成績を評価すること
研究デザイン	分析疫学的研究
研究施設	Praxis Kniha Gahlert in Munich, Katharinenhospital in Stuttgart, and Medizinische Hochschule in Hannover, all in Germany.
対象	6┼6、6┼6において単歯欠損をもつ患者44名（男性17名、女性27名）、平均年齢48±14歳
介入	前向き、非盲検、単一群試験
主要評価項目とそれに用いた統計学的手法	主要評価項目：埋入後、3ヵ月でプロビジョナルレストレーション、6ヵ月で最終補綴装置装着。生存率、成功率は6ヵ月、12ヵ月で評価。辺縁骨頂部骨レベルは埋入時、6ヵ月、12ヵ月で評価。Plaque, Sulcus bleeding index, 炎症などをチェック。 統計学的手法：t検定
結果	9割が上顎例。12ヵ月生存率、成功率ともに97.6％。 埋入時から負荷までの骨吸収は-0.88mm。6ヵ月から12ヵ月経過時で-0.14mm。
結論	チタン製インプラントと同等の臨床成績が得られた。

Abstractor Comments

上顎審美領域のインプラント成功率は**チタンインプラントと同等**で、特にメタルインプラントと比較して**審美的優位**を挙げています。長期の臨床好成績の追加報告が待ち遠しく思われます。

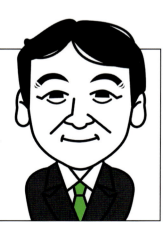

CQ.20 ジルコニアインプラントはチタンインプラントと同様にもつのか？

構造化抄録2 (Positive)

1. 書誌情報

タイトル（日本語）	機能させたジルコニアとチタン製インプラントは類似したオッセオインテグレーション組織像を示した：動物実験
タイトル（英語）	Loaded custom-made zirconia and titanium implants show similar osseointegration: an animal experiment.
著者名	Kohal RJ, Weng D, Bächle M, Strub JR.
雑誌名, 巻：頁	J Periodontol 2004; 75(9): 1262-1268.

2. 構造化抄録

目的	サルに埋入し機能させたジルコニアインプラントのオッセオインテグレーション組織像を明らかにし、チタンインプラントの組織像と比較すること
研究デザイン	動物実験
研究施設	Department of Stomatology, Division of Periodontology, Dental Branch, University of Texas-Houston Health Science Center, Houston, TX.
使用データベース	カニクイザル6匹
対象論文数／抽出論文数	上顎両中切歯、側切歯の抜歯後5ヵ月経った部位に特製純チタンインプラントと特製イットリア安定化ジルコニアインプラント2本づつ埋入。 6ヵ月後アバットメント結合。さらに3ヵ月後メタルクラウン装着。その後5ヵ月後に組織採取し、軟組織寸法および骨のインプラント接触を光学顕微鏡下にて評価した。
主要評価項目とそれに用いた統計学的手法	主要評価項目：Biologic width, 上皮性付着の長さ、結合組織性付着の長さ、骨接触率 統計学的手法：各項目について平均、SDを求め、ペアt検定により2種類のインプラントの違いを明らかにした。
結果	インプラント喪失はなし。軟組織の高さに有意差なし。 骨接触率チタンインプラント（72.9%, SD14%）、ジルコニアインプラント（67.4%, SD17%）で統計学的有意差なし。
結論	特製のチタンインプラントとジルコニアインプラントを用いた動物の実験では、オッセオインテグレーションの程度と、インプラント周囲軟組織の寸法は同じだった。

Abstractor Comments

サル6匹を用いたジルコニアインプラントとチタンインプラントの詳細な組織学的研究で、オッセオインテグレーションの程度とインプラント周囲軟組織の寸法は同じであったと示されています。なお、チタンインプラントはサンドブラスト＋酸エッチング処理をしているのに対してジルコニアインプラントは酸処理をしていないものの、成績が同等であったことは興味深い結果です。

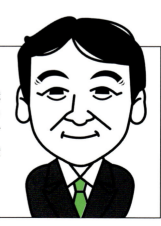

CQ.20 ジルコニアインプラントはチタンインプラントと同様にもつのか？

構造化抄録3（Negative）

1．書誌情報

タイトル（日本語）	オーバーデンチャー固定源としてジルコニアインプラントはチタンインプラントの代替になりうるか　ランダム化臨床試験
タイトル（英語）	Ceramic implants (Y-TZP): are they a viable alternative to titanium implants for the support of overdentures? A randomized clinical trial.
著者名	Osman RB, Swain MV, Atieh M, Ma S, Duncan W.
雑誌名，巻：頁	Clin Oral Implants Res 2014; 25(12): 1366-1377.

2．構造化抄録

目的	同じ規格のワンピースデザインチタンインプラントとジルコニアインプラントについて、1年の臨床成績を評価すること また、インプラントの特別な配置の効果について合わせて評価すること
研究デザイン	RCT
研究施設	Sir John Walsh Research Institute, School of Dentistry, University of Otago, Dunedin, New Zealand
対象	上下顎無歯顎者24名（平均年齢62歳、男性15名、女性4名）。ジルコニアグループ、チタングループに12名ずつランダムに振り分け。 1年後のフォローアップは19名（129本、チタン56本、ジルコニア73本）。
介入	上顎4本（切歯部1本＋小臼歯部2本＋口蓋正中部1本をダイヤモンド型に配置）、下顎3本（正中部1本＋第1大臼歯部2本）のインプラントを通法により埋入。 治癒後印象採得しオーバーデンチャーを新製し、通法どおり荷重。
主要評価項目と それに用いた統計学的手法	主要評価項目：荷重1年後の成功率、生存率。インプラント周囲骨レベル測定。補綴的、軟組織の評価。 統計学的手法：X線；t検定
結果	生存率は、全体でチタン82.1％、ジルコニア71.2％（有意差なし P<0.05）。 下顎でチタン95.8％、ジルコニア90.9％。上顎でチタン71.9％、ジルコニア55％。 ジルコニアグループで3本の破折。インプラント周囲骨吸収はチタンで有意に少なかった（全平均0.2mm、チタン0.18mm、ジルコニア0.42mm）。予測モデルによる評価では上顎での失敗リスクが高かった（p<0.0001）。
結論	オーバーデンチャーの固定源としてジルコニアワンピースインプラントを選択するときには注意が必要。インプラント周囲骨レベル低下、インプラント体破折の観点から、チタンアレルギー患者に限ってジルコニアを選択すべき。チタンインプラントに並ぶ臨床成績を目指して、ジルコニアインプラントの表面性状に焦点をあてた生体材料研究を期待する。

Abstractor Comments

ジルコニアインプラントの予後が良くないというネガティブな論文です。ただし、IODにおけるボールアタッチメントとして使用しているため、強い負荷がかかった可能性があり、**通常の使用に当てはまるか疑問が残ります。**また、成績において表面性状も理由に取り上げており、当研究においてはジルコニア表面は Ra value 0.5-0.8μm に対してチタン表面は Ra value 1-2μm であり、表面処理方法で成績改善の余地があることを示しています。

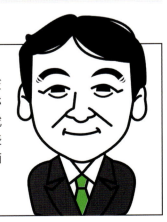

構造化抄録4 (No Answer)

ジルコニアインプラントはチタンインプラントと同様にもつのか？ CQ.20

1. 書誌情報

タイトル（日本語）	ジルコニアインプラントはチタンに代わり得るか：システマティックレビューとメタ分析
タイトル（英語）	Zirconia Implants as an Alternative to Titanium: A Systematic Review and Meta-Analysis.
著者名	Elnayef B, Lázaro A, Suárez-López Del Amo F, Galindo-Moreno P, Wang HL, Gargallo-Albiol J, Hernández-Alfaro F.
雑誌名，巻：頁	Int J Oral Maxillofac Implants 2017; 32(3): e125–e134.

2. 構造化抄録

目的	改善されたジルコニア（Zi）インプラントの残存率、成功率、辺縁骨吸収（MBL）をチタン（Ti）と比較して解析すること
研究デザイン	システマティックレビュー／メタアナリシス
対象	ヒトを対象とした前向き、後向きの無作為化、非無作為化の研究およびケースシリーズ
使用データベース	MEDLINE, EMBASE, Cochrane Central Register of Controlled Trials, Cochrane Oral Health Group Trials Register 英語で書かれた2015年7月までの論文
介入	検索で見い出された175編よりタイトルと抄録の評価および手作業で21編が採用。18編はZiインプラントとTiインプラントの比較がなかったので定量的研究から除外し3編のみメタ分析に用いられた。
主要評価項目とそれに用いた統計学的手法	主要評価項目：インプラントの残存率、成功率、MBL（辺縁骨吸収）を評価。即時荷重、遅延荷重、1ピースか2ピースかを区別。メタアナリシスを実施（R3.0.2ソフト） 非無作為化研究のバイアスのリスクの評価にはNewcastle-Ottawa Scale（NOS）が用いられ、スコアは4.64±0.99であった。
結果	21編1,948本のZi平均残存率は6〜72ヵ月で91.5％、3編のメタアナリシスからは、Zi平均残存率74.8％、Ti平均残存率85.7％でZiが有意に低かった。MBLに関しては12〜24ヵ月後でZi 0.89±0.18mmでTiインプラントよりも0.14mm高かった。1ピースと2ピースおよび遅延荷重と即時荷重の残存率に有意差はなかった。
結論	ZiインプラントはTiインプラントよりも平均残存率は低く、MBL（辺縁骨吸収）においてもわずかに高いことが示されたが、Tiインプラントに比べZiインプラントは確かな利点があり、薄いバイオタイプの前歯部の審美領域ではZiインプラントはTiインプラントに代わり得るものであろう。

Abstractor Comments

システマティックレビューとメタ分析による最新の論文ですが、ZiインプラントとTiインプラントの**定量的比較である論文については3編のみ**で、ZiインプラントがTiインプラントと同様にもつのかというCQへの適切な解答を示しているか疑問が残り、さらなる研究が待たれます。**ただし結論として、審美領域でZiインプラントはTiインプラントに代わり得るもの**と示しており、Ziインプラントの高い将来性を示しています。

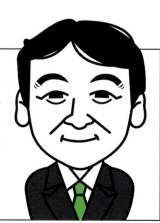

CQ.20 ジルコニアインプラントはチタンインプラントと同様にもつのか？

比較研究

ジルコニアインプラントはチタンインプラントと同様にもつかという疑問については、前述したように動物実験であるが、Kohalらによるサル6匹を使用した詳細な比較研究が報告されている（構造化抄録2）。上顎中切歯と側切歯にそれぞれチタンインプラント12本（サンドブラスト＋酸エッチング）とジルコニアインプラント12本（サンドブラスト）を埋入し、軟組織寸法および骨のインプラント接触を光学顕微鏡下で評価している（表1）。その結果ジルコニアインプラントはチタンインプラントと同程度に骨と結合し、インプラント周囲と軟組織の寸法も同等であったと示されている。

しかし、臨床比較試験としては、構造化抄録3が興味深い。上下無歯顎者24人にインプラントオーバーデンチャー（以下、IOD）の固定源としてジルコニアグループとチタングループを12名ずつランダムに振り分け、1年間の臨床評価をしている。生存率が下顎でチタン95.8％、ジルコニア90.9％、上顎でチタン71.9％、ジルコニア55％であった。また、ジルコニアグループで3本の破折があった。ジルコニアの予知性に疑問のある結果を示している。ただし、この研究は無歯顎患者へのIODにおいてボールアタッチメントを使用した比較研究であるので、術式のばらつきや場合によっては強い側方力を受ける可能性がある。そのため一般的なジルコニアインプラントの使用に当てはまるか疑問が残る。

単歯欠損へのZrO_2インプラントについては、2016年にGahlertらにより44人の患者における前向き試験の報告がある（構造化抄録1）。その結果として、6ヵ月、12ヵ月の辺縁骨頂部骨レベルはチタンインプラントと同等であるという臨床成績が得られている。

最新の状況

現在、すでに世界で10種類以上のジルコニアインプラントが販売されている。ここで着目すべき点として、世界的にシェアをもつチタンインプラントメーカーであるStraumann社もジルコニアインプラントを開発していることが挙げられる。しかも市場参入するにあたり自社のチタンインプラントと比較して組織学的にも臨床経過的にも劣位はないと報告している。2017年のCioncaらによる現状と研究状況の報告[8]においても、ジルコニアインプラントの欠点は特に細い径のワンピースは破折の危険性があることやワンピースデザインは補綴柔軟性に欠け、接着法による2ピース化では余剰セメントで問題があるというネガティブな現状があるものの、革新と技術の進歩はジルコニアの信頼性と強度を向上させていることを示している。そして、さまざまな2ピースシステムを含み、長期報告を待ちつつ、ジルコニアインプラントはチタンインプラントと並んで受け入れられる将来を期待していいことを示している。

このようにジルコニアインプラントはチタンインプラントと同様にもつのかという疑問に対しては長期的証拠が得られていないもののさらなる技術革新によりチタンの代替となる可能性があると考えられる。

表1　形態学的測定結果（軟組織）（構造化抄録2より作成）

素材	GM-fBIC	GM-aJE	aJE-fBIC
ジルコニア	4.5±0.6	2.9±0.6	1.5±0.5
チタン	5.2±1.0	2.9±0.4	2.4±0.8
P値*	0.8327	0.8242	0.0528

（平均±標準偏差、単位mm：動物数6、インプラント数12）
* t検定
GM：歯肉縁、fBIC：骨とインプラントの第一接触点、aJE：付着上皮の先端部

参考文献

1. 松浦正朗. インプラント治療と金属アレルギー－不安になりすぎない、安心しすぎないための最新知識－. Quintessence DENTAL Implantol 2017; 24(1): 56-69.
2. Sicilia A, Cuesta S, Coma G, Arregui I, Guisasola C, Ruiz E, Maestro A. Titanium allergy in dental implant patients: a clinical study on 1500 consecutive patients. Clin Oral Implants Res 2008;19(8):823-835.
3. Javed F, Al-Hezaimi K, Almas K, Romanos GE. Is titanium sensitivity associated with allergic reactions in patients wsith dental implants? A systematic review. Clin Implnat Dent Relat Res 2013; 15(1): 47-52.
4. Andreiotelli M, Wenz HJ, Kohal RJ. Are ceramic implants a viable alternative to titanium implants? A systematic literature review. Clin Oral Implants Res. 2009 Sep;20 Suppl 4:32-47.
5. Hashim D, Cionca N, Courvoisier DS, Mombelli A. A systematic review of the clinical survival of zirconia implants. Clin Oral Invest 2016; 20: 1403-1417.
6. Preis V, Kammermeier A, Handel G, Rosentritt M. In vitro performance of two-piece zirconia implant systems for anterior application. Dent Mater 2016;32(6):765-774.
7. Hirano T, Sasaki H, Honma S, Furuya Y, Miura T, Yajima Y, Yoshinari M. Proliferation and osteogenic differentiation of human mesenchymal stem cells on zirconia and titanium with different surface topography. Dent Mater J 2015;34(6):872-880.
8. Cionca N, Hashim D, Mombelli A. Zirconia dental implants: where are we now, and where are we heading? Periodontol 2000 2017;73(1):241-258.

Section 2
臨床家が知りたい インプラントの疑問に インプラントロジスト248名の アンケート調査結果で答える

本章の読み方

本章ではクリニカルクエスチョンと連動した20のテーマについてのアンケート調査を行い、その内容を基に臨床家の疑問への答えを考察する。

各テーマについてそれぞれ4つの質問を、一般社団法人日本インプラント臨床研究会会員を対象として実施し、その結果を円グラフにして提示した。全回答者の結果のほか、アンケートの回答を公益社団法人日本口腔インプラント学会（以下、日本口腔インプラント学会）の専門医・指導医における各質問の回答と年間インプラント埋入本数が51本以上であるインプラントロジストにおける回答も提示している。

なお円グラフ中では割合のみを提示しているが、具体的な回答者数についてはP.170～173を参照されたい。

P.170～173
アンケート回答者一覧ページ

インプラントロジスト248名に訊きました
―このケースではどのような方法を用いますか？―

　Evidence based medicine: EBM とは科学的根拠に基づいた医療であり、臨床上の疑問点に対して関連文献等を検索し、それらを批判的に吟味した上で患者への適応の妥当性を評価し、専門技能を生かして臨床を行うことである。膨大な量の論文を検索するのは大変な困難を伴うが、近年のITの発達や、トムソン・ロイターシリーズに代表される有用なエビデンスを集めた書籍の登場により、必要とする論文を比較的速やかに入手できるようになってきた。経験や勘のみに頼る医療に比べてEBMは治療の有効性が高いが、その有効率は60～90％とも言われており、EBMを実践することですべての治療が上手くいくわけではない。そのような背景の下、臨床心理学的アプローチを医療に応用した Narrative based medicine: NBM が提唱されるようになってきた。NBMは患者の抱えている問題に対して全人的（身体的、精神・心理的、社会的）にアプローチしていこうとする臨床手法であり、EBMと相補的に用いることでより良質な医療が提供できるとされている。

　われわれは日々さまざまな臨床疑問に遭遇し、EBMにナラティブアプローチや経験を基とした考え方を加え、答えを導き出しながら臨床を行っている。しかしながら中にはコンセンサスの得られていないもの、あるいはエビデンス自体存在しないものも多く、たとえ存在しても果たしてそれがこれから対峙する患者に有効なのか、どのような治療が妥当なのか迷うこともある。

　そこで日本インプラント臨床研究会（CISJ）サイエンス委員会では、インプラントロジストの総意もまた治療の方向性を決定するうえで有用なのではないかと考え、CISJに所属する、日本口腔インプラント学会専門医約100名を含む会員450名を対象に、骨造成、軟組織マネージメント、補綴装置などに関する、誰もが疑問に思うであろう80の臨床疑問（右ページ）に対するアンケート調査を実施した。全回答者の結果に加え、専門医・指導医資格を有する回答者とその他の回答者に分けた結果をグラフ化して提示した。結果を見ると、臨床医がどのように考え、どのような臨床を実践しているのか知ることができ、大変興味深い。本書籍のような臨床疑問に対するこのような大規模なアンケート調査は、恐らく他に類を見ないものであろう。読者諸氏においても間違いなく有用なデータであると確信する。是非参考にされたい。

アンケート概要

調査名称：
　インプラントロジスト454名（専門医109名含む）へのアンケート
調査実施者：
　一般社団法人 日本インプラント臨床研究会（CISJ）サイエンス委員会
調査対象：
　CISJ 会員454名
　（うち、日本口腔インプラント学会 認定講習会（旧100時間コース）受講者　434名）
調査票の記入方法：
　自記式
配布と回収の方法：
　郵送法（二重封筒を用いて匿名でのアンケート）
調査期間：
　2018年2月～3月
回収数／配布数：
　248／454（うち、専門医103／109）
調査対象の属性：
　右表のとおり

Q1．あなたの年齢は以下のいずれですか？					
35歳以下	36～40歳	41～45歳	46～50歳	51～55歳	56歳以上
27	43	50	39	35	54

Q2．公益社団法人日本口腔インプラント学会において、あなたは以下のいずれですか？		
専門医（指導医含む）	専修医	その他
103	36	109

Q3．あなたは開業医ですか？勤務医ですか？		
開業医	勤務医	（無回答）
184	61	(3)

Q4．インプラント治療の経験年数は以下のいずれですか？					
1年未満	1年～3年未満	3年～5年未満	5年～10年未満	10年～15年未満	15年以上
7	15	11	35	51	129

Q5．年間のインプラント埋入本数は以下のいずれですか？					
10本以下	11～50本	51～100本	101～200本	201～300本	301本以上
56	103	48	24	8	9

臨床アンケート一覧

インプラントロジスト248名に訊きました
―このケースではどのような方法を用いますか？―

01. Bio-Oss® について …………………… P.130
- 1-1 骨造成時、Bio-Oss®単独ではなく、自家骨と混ぜて使用していますか？
- 1-2 サイナスフロアエレベーション時、吸収性骨補填材料ではなく、Bio-Oss®を使用していますか？
- 1-3 水平・垂直的骨造成時、吸収性骨補填材料ではなく、Bio-Oss®を使用していますか？
- 1-4 リッジプリザベーション時、吸収性骨補填材料ではなく、Bio-Oss®を使用していますか？

02. コーンビームCT（CBCT）について …………… P.132
- 2-1 自院にコーンビームCT（CBCT）がありますか？
- 2-2 インプラント埋入シミュレーションソフトウェアを使用していますか？
- 2-3 インプラント埋入時、フリーハンドだけではなく、ガイデッドサージェリーも取り入れていますか？
- 2-4 CBCTデータを用いた診査・診断時、残存骨量だけではなく、骨密度も計測していますか？

03. 骨造成について …………………… P.134
- 3-1 インプラント埋入と同時に骨造成せず、骨造成した後にインプラントを埋入しますか？
- 3-2 インプラント埋入と同時のGBRでは、5mm以上垂直的に骨造成することは困難だと考えますか？
- 3-3 待時埋入の場合、何ヵ月待ちますか？
- 3-4 リッジオグメンテーションの際、骨填材は主に吸収性のものではなく非吸収性のものを使いますか？

04. GBRについて …………………… P.136
- 4-1 チタンメッシュを使用することがありますか？
- 4-2 オープンバリアメンブレンを使用することがありますか？
- 4-3 GBRに際して、CGFをメンブレンの代わりに用いていますか？
- 4-4 GBRで使用するメンブレンは非吸収性より吸収性のほうが多いですか？

05. 即時荷重について …………………… P.138
- 5-1 即時荷重を臨床に取り入れていますか？
- 5-2 即時荷重を行っている先生に聞きます。即時荷重は本当に臨床に有効と考えますか？
- 5-3 即時荷重を行っている先生に聞きます。即時荷重症例でインプラント脱落や周囲組織の合併症などを経験したことがありますか？
- 5-4 即時荷重を行っている先生に聞きます。即時荷重を行う際にもっとも参考にしている項目は以下のいずれですか？

06. 即時埋入について …………………… P.140
- 6-1 即時埋入を臨床に取り入れていますか？
- 6-2 即時埋入を行っている先生に聞きます。審美部位において抜歯即時埋入をファーストチョイスとしていますか？
- 6-3 即時埋入を行っている先生に聞きます。即時埋入と同時に骨補填材（自家骨含む）を使用していますか？
- 6-4 即時埋入を行っている先生に聞きます。初期固定が十分得られなくても即時埋入しますか？

07. インプラントオーバーデンチャー（IOD）について …… P.142
- 7-1 インプラントオーバーデンチャー（IOD）を手がけたことがありますか？
- 7-2 IODを手がけたことのある先生に聞きます。アタッチメントは主に何を使用していますか？
- 7-3 IODを手がけたことのある先生に聞きます。IOD治療による患者満足は高いと感じますか？
- 7-4 IODを手がけたことのある先生に聞きます。IODは固定性インプラント補綴に比べてトラブルが多いと感じますか？

08. 軟組織について …………………… P.144
- 8-1 歯肉の厚みを獲得するためにインプラント埋入時に結合組織移植術（CTG）を併用していますか？
- 8-2 2回法のインプラントにCTGを併用する場合、埋入と同時に移植することが多いですか？
- 8-3 前歯部インプラント時にCTGを併用する場合、結合組織の採取部位は上顎結節より口蓋が多いですか？
- 8-4 軟組織、硬組織ともに不足している場合、軟組織、硬組織を同時に造成することが多いですか？

09. プロービングについて …………………… P.146
- 9-1 インプラント周囲疾患の診査・診断のため、インプラント周囲のプロービングを行っていますか？
- 9-2 プロービングによって軟組織の退縮が生じたことがありますか？
- 9-3 メインテナンスの際に上部構造を外しますか？
- 9-4 プラスチック製のプローブのみを用いていますか？

10. リッジプリザベーションについて …………… P.148
- 10-1 リッジプリザベーションはやる意味があると思いますか？
- 10-2 リッジプリザベーションを行っている先生に聞きます。リッジプリザベーション後の待時期間は以下のどちらですか？
- 10-3 インプラント治療を前提とした抜歯に際し、ほぼリッジプリザベーションを行いますか？
- 10-4 リッジプリザベーションの際骨移植を併用している先生に聞きます。移植した骨填材は、埋入時にはほぼ骨様組織になっていますか？

11. サイナスフロアエレベーションについて …… P.150
- 11-1 サイナスフロアエレベーションを臨床に取り入れていますか？
- 11-2 日常的に5mm以上上顎洞底を挙上していますか？
- 11-3 クレスタルアプローチを行っている先生に聞きます。どれだけ既存骨があればラテラルアプローチでなくクレスタルアプローチを用いますか？
- 11-4 サイナスフロアエレベーションを行っている先生に聞きます。サイナスフロアエレベーション時、非吸収性の骨補填材を使用しますか？

12. 糖尿病について …………………… P.152
- 12-1 糖尿病はオッセオインテグレーションに影響すると思いますか？
- 12-2 HBA1c7.0以上の患者にインプラント治療をすることがありますか？
- 12-3 糖尿病患者において、インプラント治療術前に感染予防として抗生物質の投薬をしますか？
- 12-4 糖尿病患者はインプラント周囲炎になりやすいと思いますか？

13. 咬合について …………………… P.154
- 13-1 インプラントの咬合は特別と考えますか？
- 13-2 臼歯部インプラントの咬合接触はどのようにしていますか？
- 13-3 臼歯部インプラントは側方ガイドからはずしますか？
- 13-4 犬歯単独インプラントのガイドはどのようにしていますか？

14. 骨粗鬆症について …………………… P.156
- 14-1 医師からビスフォスフォネート（BP）製剤の副作用について、患者に十分な説明がされていると思いますか？
- 14-2 3年以上BP製剤を服用している患者にインプラント治療を行う場合、術前に服薬を中止させますか？
- 14-3 骨粗鬆症患者はオッセオインテグレーションを獲得しづらいと思いますか？
- 14-4 骨粗鬆症患者はインプラント周囲炎になりやすいと思いますか？

15. スクリュー着脱について …………………… P.158
- 15-1 スクリューの着脱で硬組織の吸収は起こると考えますか？
- 15-2 ヒーリングアバットメントの着脱回数を最小限にすることを意識していますか？
- 15-3 プロビジョナルレストレーションを製作する時際、ファイナル用のアバットメントを使用していますか？
- 15-4 インプラント埋入は可能な限り2回法より1回法を選択しますか？（歯肉の退縮を防ぐため）

16. インプラント／アバットメントジョイントについて …… P.160
- 16-1 インプラント／アバットメントジョイントの違いで感染リスクは変わると思いますか？
- 16-2 主に使用するインプラントのインプラント／アバットメントジョイント様式は以下のいずれですか？
- 16-3 プラットフォームスイッチングは周囲骨の吸収抑制に効果的と考えていますか？
- 16-4 テーパージョイントはバットジョイントより長期的にみて周囲組織の安定に寄与すると思いますか？

17. ティッシュレベルインプラントについて …… P.162
- 17-1 ティッシュレベルインプラントを使用していますか？
- 17-2 ティッシュレベルインプラトのほうがボーンレベルインプラントより良好な結果が得られると思う症例（選択）がありますか？
- 17-3 治療部位でインプラント体の形態を使い分けていますか？
- 17-4 審美部位にティッシュレベルインプラントを用いて審美的な問題が起きた経験はありますか？

18. 固定様式について …………………… P.164
- 18-1 セメント固定よりスクリュー固定のほうが成績が良いと思いますか？
- 18-2 単冠のインプラント上部補綴でのおもな固定様式は以下のいずれですか？
- 18-3 複数歯連結のインプラント上部補綴ではおもな固定様式は以下のいずれですか？
- 18-4 残留セメントが原因と思われるインプラント周囲炎を経験したことがありますか？

19. プラットフォームスイッチングについて …… P.166
- 19-1 プラットフォームスイッチングインプラントを使用したことがありますか？
- 19-2 プラットフォームスイッチは辺縁歯肉や辺縁骨の高さの維持に有効と考えますか？
- 19-1 プラットフォームスイッチタイプの方が通常のインプラントよりもインプラント周囲炎を起こしにくいと思いますか？
- 19-4 プラットフォームスイッチ量は小さいよりも大きい方が有効だと思いますか？

20. ジルコニアインプラントについて …………… P.168
- 20-1 ジルコニアインプラントを必要と感じたことがありますか？
- 20-2 ジルコニアインプラントを用いたことがありますか？
- 20-3 チタンアレルギーを疑われる症例に遭遇したことがありますか？
- 20-4 ジルコニアインプラントがチタンインプラントと同様に予知性が高く価格も同等であれば積極的に使用しますか？

インプラントロジスト248名に訊きました
—このケースではどのような方法を用いますか？—

アンケート1
Bio-Oss® について

1-1
骨造成時、Bio-Oss® 単独ではなく、自家骨と混ぜて使用していますか？

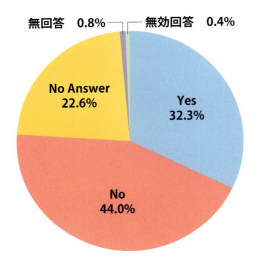

1-2
サイナスフロアエレベーション時、吸収性骨補填材料ではなく、Bio-Oss® を使用していますか？

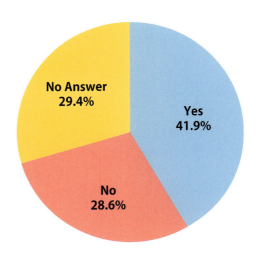

"ウシ"なってほしくなければ Bio-Oss®！

　Bio-Oss® はもっとも頻用される代用骨です。遅延吸収性骨補填材料ですが、ほぼ非吸収性と考えて差し支えないと思われます。
　アンケートの結果、術後もっとも吸収してほしくない条件であるリッジオグメンテーション時、他の条件と比べて Bio-Oss® を使用する臨床医が多くいました。サイナスフロアエレベーション時における移植材料の選択は興味深いことに、専門医以外では34%であったのに対し、専門医では50%の回答者が吸収性骨補填材料を用いることがわかりました。万が一の感染に留意しているのかもしれません。
　文献的には Bio-Oss® を自家骨と混和した方が成績が良いとされていますが、本調査結果では、およそ4割の回答者のみが自家骨と混ぜて使用していることがわかりました。また専門医や埋入本数の多い回答者ほど自家骨と混ぜて用いる割合が高く、たとえ処置が複雑になってもより高い成績を目指す傾向が明らかとなっています。

「日本口腔インプラント学会専門医」と回答した103名における 1-1 の回答

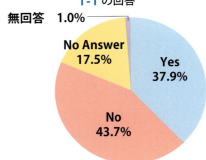

「年間のインプラント埋入本数51本以上」と回答した89名における 1-1 の回答

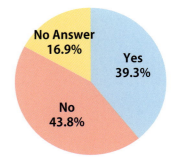

アンケート1 | Bio-Oss® について

1-3
水平・垂直的骨造成時、吸収性骨補填材料ではなく、Bio-Oss® を使用していますか？

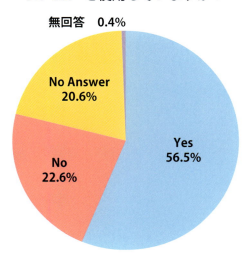

1-4
リッジプリザベーション時、吸収性骨補填材料ではなく、Bio-Oss® を使用していますか？

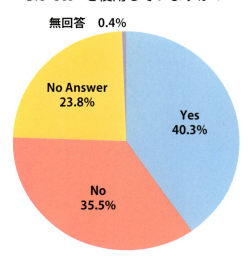

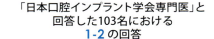

「日本口腔インプラント学会専門医」と回答した103名における 1-2 の回答

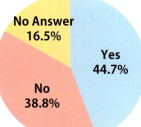

「日本口腔インプラント学会専門医」と回答した103名における 1-3 の回答

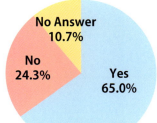

「日本口腔インプラント学会専門医」と回答した103名における 1-4 の回答

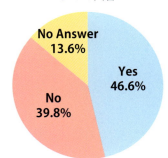

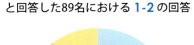

「年間のインプラント埋入本数51本以上」と回答した89名における 1-2 の回答

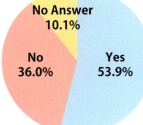

「年間のインプラント埋入本数51本以上」と回答した89名における 1-3 の回答

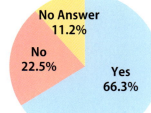

「年間のインプラント埋入本数51本以上」と回答した89名における 1-4 の回答

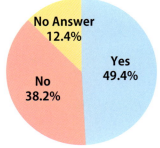

インプラントロジスト248名に訊きました
―このケースではどのような方法を用いますか？―

アンケート2

コーンビーム CT（CBCT）について

2-1
自院にコーンビーム CT（CBCT）がありますか？

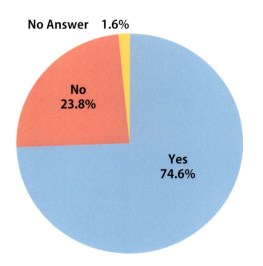

2-2
インプラント埋入シミュレーションソフトウェアを使用していますか？

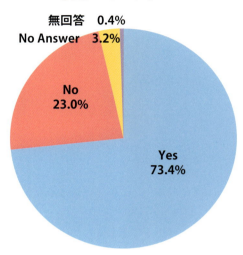

インプラントロジスト、持つべきものは CBCT！

歯科医院への CBCT の普及率は10％から20％と言われていますが、専門医における普及率は78.6％であり、年間埋入本数51本以上の回答者に至っては、普及率は84.3％に達しています。CT による診断が極めて重要であるとの認識が拡大してきたことと、CT 装置の価格が低下してきていることが、近年の CBCT の普及に大きく影響しているのでしょう。
　シミュレーションソフトウエアに関しては CBCT とほぼ同じ普及率です。シミュレーションソフト上でサージカルガイドが設計される訳ですが、ガイデッドサージェリーに関してはシミュレーションソフトウエアに及ばないものの、両者ともに60％以上と高率で臨床に使用されていることがわかりました。
　一方、CBCT による骨密度の計測に関しては、それぞれ26.2％および33.7％とそれほど高率ではありません。これは、CBCT ではインプラント埋入部位における Hounsfield 値の算出が不可能であるのと、主として骨の形態や大きさを診断する目的で CBCT が使用されていることを示しています。

「日本口腔インプラント学会専門医」と回答した103名における 2-1 の回答

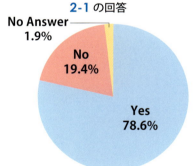

「年間のインプラント埋入本数51本以上」と回答した89名における 2-1 の回答

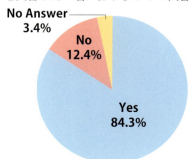

アンケート 2 | コーンビーム CT（CBCT）について

2-3
インプラント埋入時、フリーハンドだけではなく、ガイデッドサージェリーも取り入れていますか？

- 無回答 0.4%
- No Answer 4.4%
- No 35.1%
- Yes 60.1%

2-4
CBCT データを用いた診査・診断時、残存骨量だけではなく、骨密度も計測していますか？

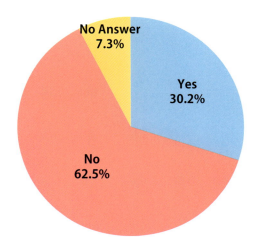

「日本口腔インプラント学会専門医」と回答した103名における 2-2 の回答

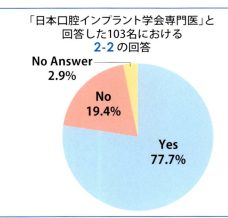

「日本口腔インプラント学会専門医」と回答した103名における 2-3 の回答

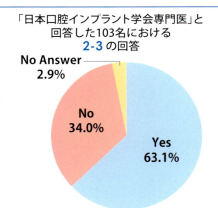

「日本口腔インプラント学会専門医」と回答した103名における 2-4 の回答

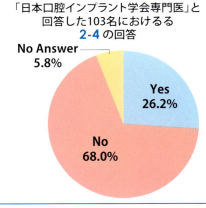

「年間のインプラント埋入本数51本以上」と回答した89名における 2-2 の回答

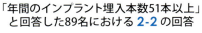
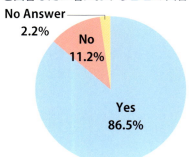

「年間のインプラント埋入本数51本以上」と回答した89名における 2-3 の回答

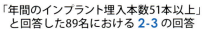
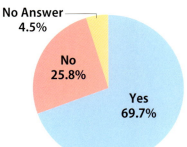

「年間のインプラント埋入本数51本以上」と回答した89名における 2-4 の回答

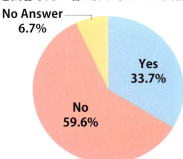

インプラントロジスト248名に訊きました
―このケースではどのような方法を用いますか？―

アンケート3
骨造成について

3-1
インプラント埋入と同時に骨造成せず、骨造成した後にインプラントを埋入しますか？

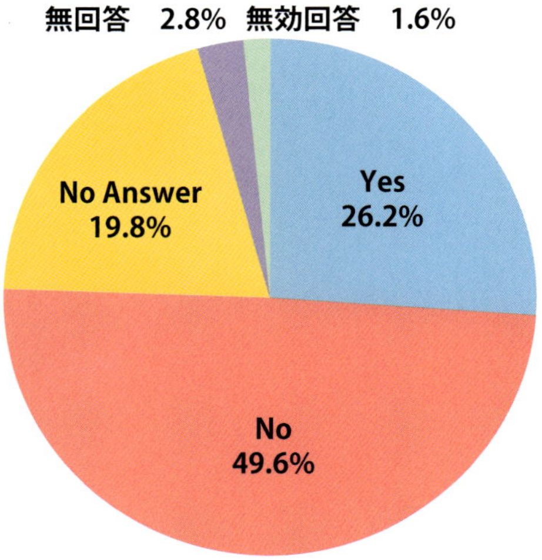

- 無回答 2.8%
- 無効回答 1.6%
- No Answer 19.8%
- Yes 26.2%
- No 49.6%

3-2
インプラント埋入と同時のGBRでは、5mm以上垂直的に骨造成することは困難だと考えますか？

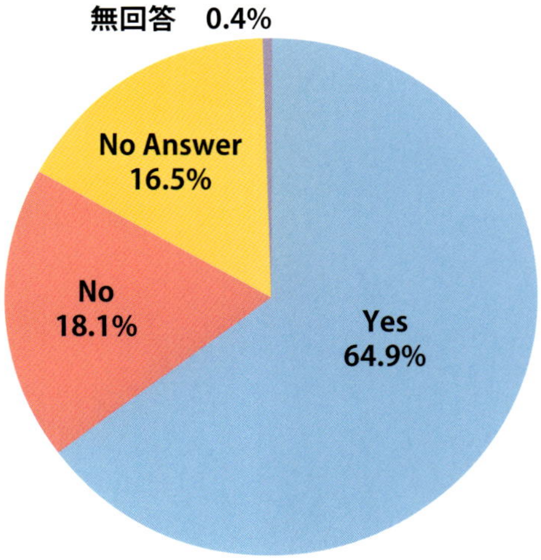

- 無回答 0.4%
- No Answer 16.5%
- No 18.1%
- Yes 64.9%

2本に1本はGBRと同時のインプラント埋入

アンケートの結果から、骨造成後のインプラント埋入が26.2%、骨造成と同時のインプラント埋入が49.6%でした。

文献では骨造成後のインプラント埋入のほうが予知性は高いということですが、臨床的に差異はほとんどないといわれています。骨欠損の状態にもよるが、初期固定が得られる状態であればインプラント埋入と同時に骨造成が行われているのが現状です。しかしアンケート結果からも垂直的な骨造成は困難であり、水平的な骨造成ではインプラントの同時埋入が多いが垂直的な骨造成では待時が多いのではと推測されます。

骨移植材料に関しては、非吸収性の場合はボリュームの維持には優れていますが、吸収しないため骨に置換されません。吸収性の場合は骨の置換は起こるが吸収量が大きくボリュームを維持できません。そのため多くの臨床研究において両者を混ぜて使用していることが多くみられます。約半数の回答者が非吸収性の骨移植材を使っていることが明らかとなりました。

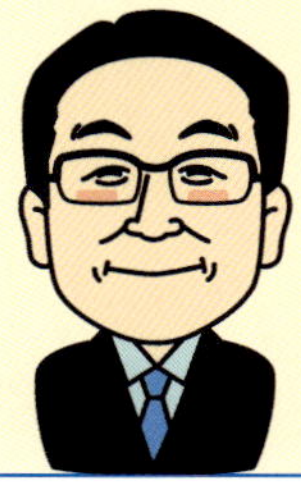

「日本口腔インプラント学会専門医」と回答した103名における 3-1 の回答

- 無効回答 1.0%
- 無回答 1.9%
- No Answer 19.4%
- Yes 22.3%
- No 55.3%

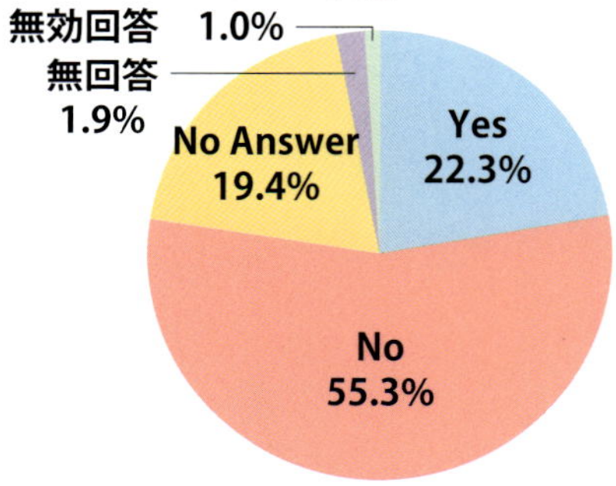

「年間のインプラント埋入本数51本以上」と回答した89名における 3-1 の回答

- 無効回答 1.1%
- 無回答 2.2%
- No Answer 18.0%
- Yes 22.5%
- No 56.2%

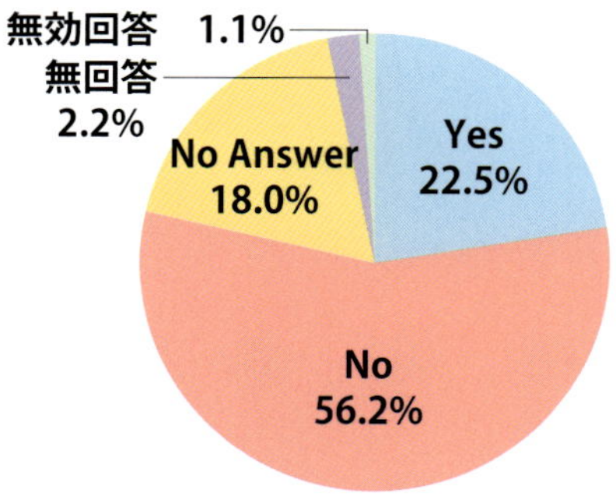

アンケート3｜骨造成について　3

3-3
待時埋入の場合、何ヵ月待ちますか？

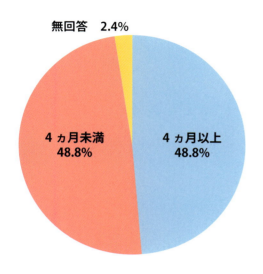

3-4
リッジオグメンテーションの際、骨補填材は主に吸収性のものではなく非吸収性のものを使いますか？

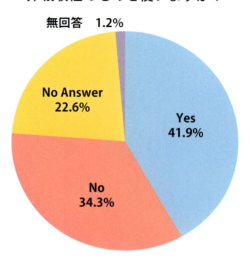

「日本口腔インプラント学会専門医」と回答した103名における 3-2 の回答

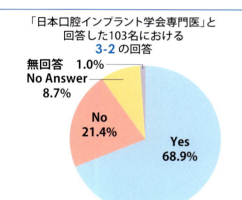

「日本口腔インプラント学会専門医」と回答した103名における 3-3 の回答

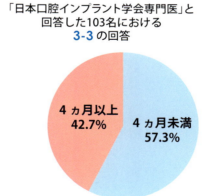

「日本口腔インプラント学会専門医」と回答した103名における 3-4 の回答

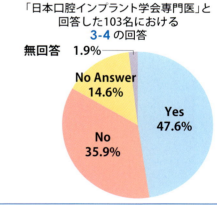

「年間のインプラント埋入本数51本以上」と回答した89名における 3-2 の回答

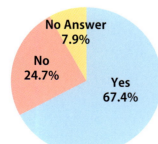

「年間のインプラント埋入本数51本以上」と回答した89名における 3-3 の回答

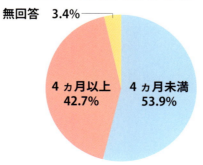

「年間のインプラント埋入本数51本以上」と回答した89名における 3-4 の回答

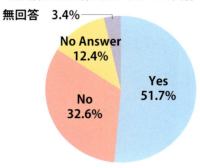

インプラントロジスト248名に訊きました
―このケースではどのような方法を用いますか？―

アンケート4
GBRについて

4-1
チタンメッシュを使用することがありますか？

- Yes 32.3%
- No 57.3%
- No Answer 10.5%

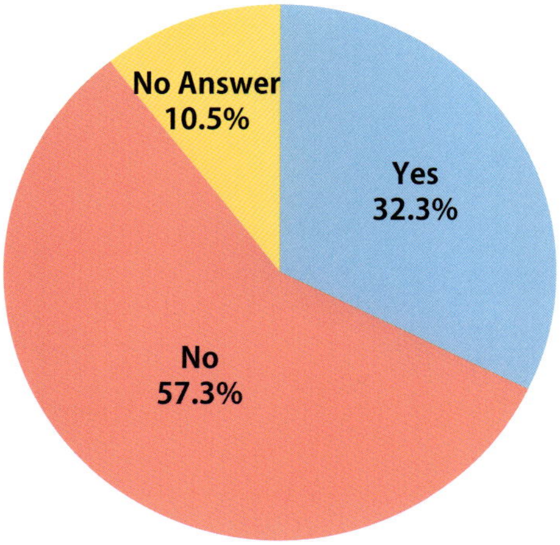

4-2
オープンバリアメンブレンを使用することがありますか？

- Yes 35.5%
- No 52.4%
- No Answer 12.1%

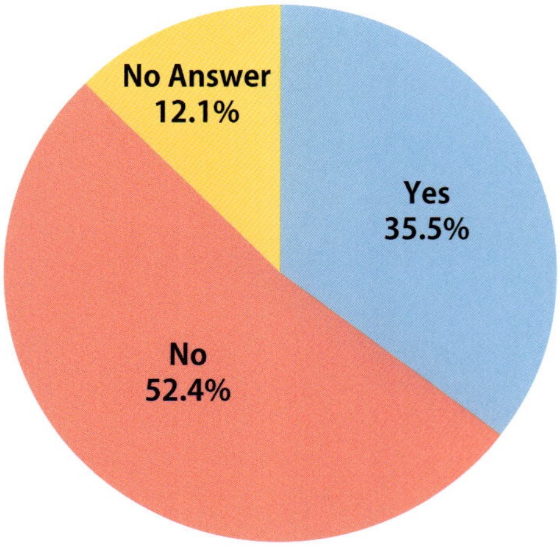

今のGBRは吸収性メンブレンが圧倒的！

　埋入本数が多い臨床医では、適応症の拡大のためより多くのGBRを行う傾向が見られました。チタンメッシュは垂直的な骨造成を行うために用いられることが多く、アンケートでは埋入本数が多い回答者の約半数で使用されています。

　使用するメンブレンは、回答者の3分の2以上が吸収性メンブレンを使用しており、埋入本数の多い臨床医ほどその割合が高い傾向がみられました。これは術者側においては手技が容易であることと、患者にとっても治療期間の短縮と膜除去の外科処置が不要なことでメリットが大きいためだと考えられます。非吸収性のオープンバリアメンブレンは約3分の1の回答者が使用しており、創の完全閉鎖を行わなくてすむので外科的手技が比較的容易になることと、歯肉歯槽粘膜境の位置が変わらないので二次手術時に根尖側移動術や口腔前庭拡張術を行うことも少なくなる利点があります。

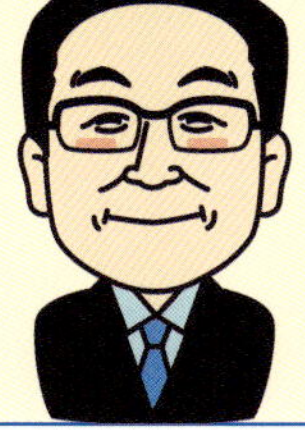

　GBRでは骨移植材料だけでなくメンブレンの選択も重要な因子となりますが、その組み合わせや外科的手技によっても結果は大きく左右されます。

「日本口腔インプラント学会専門医」と回答した103名における **4-1** の回答

- Yes 38.8%
- No 57.3%
- No Answer 3.9%

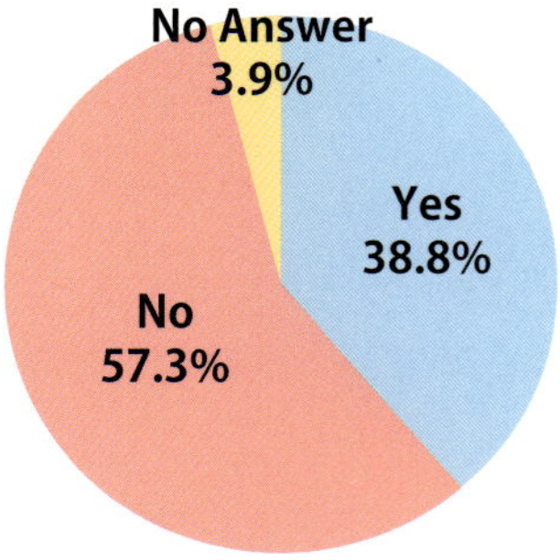

「年間のインプラント埋入本数51本以上」と回答した89名における **4-1** の回答

- Yes 47.2%
- No 49.4%
- No Answer 3.4%

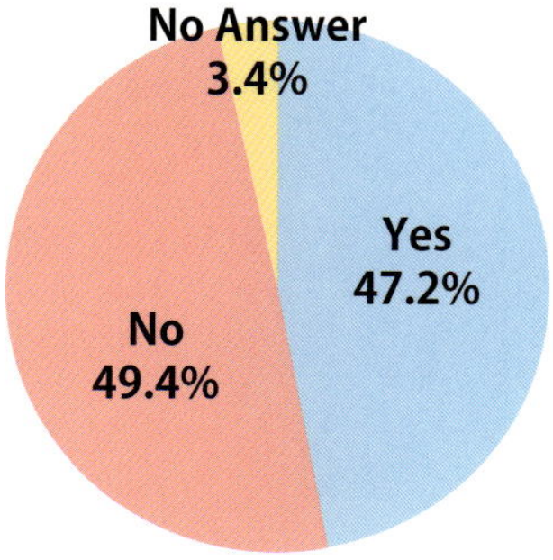

アンケート4 ｜ GBRについて

4-3
GBRに際して、
CGFをメンブレンの代わりに
用いていますか？

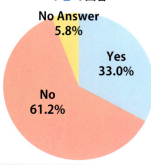

4-4
GBRで使用するメンブレンは
非吸収性より吸収性のほうが多いですか？

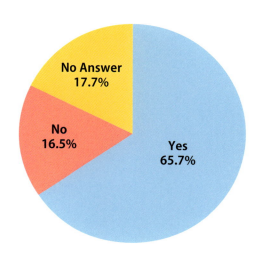

「日本口腔インプラント学会専門医」と回答した103名における 4-2 の回答

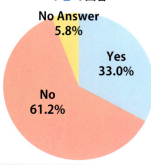

「日本口腔インプラント学会専門医」と回答した103名における 4-3 の回答

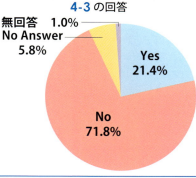

「日本口腔インプラント学会専門医」と回答した103名における 4-4 の回答

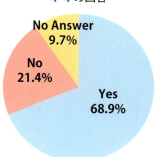

「年間のインプラント埋入本数51本以上」と回答した89名における 4-2 の回答

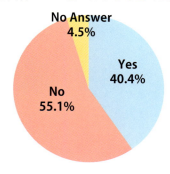

「年間のインプラント埋入本数51本以上」と回答した89名における 4-3 の回答

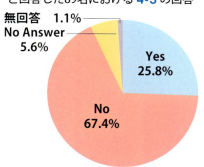

「年間のインプラント埋入本数51本以上」と回答した89名における 4-4 の回答

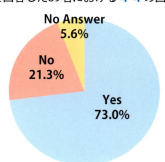

アンケート5
即時荷重について

5-1
即時荷重を
臨床に取り入れていますか？

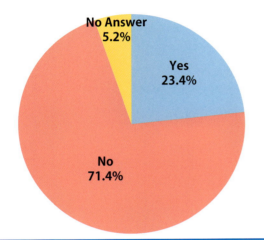

5-2
即時荷重を行っている先生に聞きます。
即時荷重は本当に臨床に有効と考えますか？
（5-1でYesと回答した58名の回答）

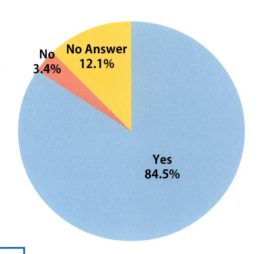

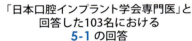
「日本口腔インプラント学会専門医」と
回答した103名における
5-1の回答

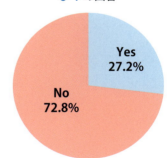

「年間のインプラント埋入本数51本以上」
と回答した89名における5-1の回答

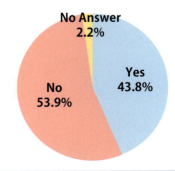

荷重時期はいつでしょうか？
回答者1/4が「今」です！

　即時荷重を行なっている回答者の割合は23.4％で、この手法が一定の支持を得ていることがわかります。即時荷重による機能、審美の早期回復はpatient centered treatmentの概念と結びつくものであり、肯定的に捉えられます。

　回答者をインプラント学会専門医に絞り込んだ場合、即時荷重実践者の割合がさほど変わらないのに対して、回答者を年間埋入本数51本以上に限ると43.8％に上昇しました。したがってこの手法は、インプラント治療を頻繁に行う熟達した歯科医に好まれる傾向があると類推されます。

　即時荷重実践者の約85％（49/58名）が同方法の有効性を認めている一方で、その半分強（35/58名）が脱落や周囲組織の合併症を経験しており、この手法のテクニックセンシティブな面は否めません。即時荷重法適用に際して埋入トルク値が基準として多く用いられているが、このような適応基準も含めて同法を安全確実に行うためのプロトコルの整備が必要でしょう。

アンケート 5 | 即時荷重について 5

5-3
即時荷重を行っている先生に聞きます。
即時荷重症例でインプラント脱落や周囲組織の
合併症などを経験したことがありますか？
（5-1 で Yes と回答した58名の回答）

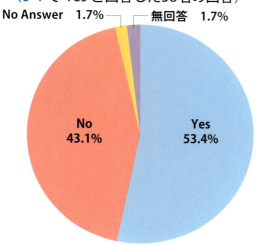

5-4
即時荷重を行っている先生に聞きます。
即時荷重を行う際にもっとも参考にしている
項目は以下のいずれですか？
（5-1 で Yes と回答した58名の回答）

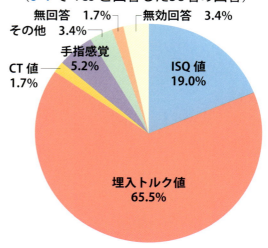

「日本口腔インプラント学会専門医」と回答した103名中、5-1 で Yes と回答した28名における 5-2 の回答

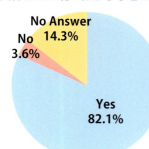

「日本口腔インプラント学会専門医」と回答した103名中、5-1 で Yes と回答した28名における 5-3 の回答

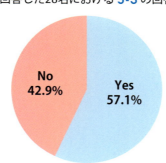

「日本口腔インプラント学会専門医」と回答した103名中、5-1 で Yes と回答した28名における 5-4 の回答

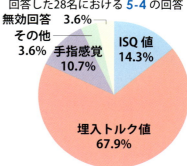

「年間のインプラント埋入本数51本以上」と回答した89名中、5-1 で Yes と回答した39名における 5-2 の回答

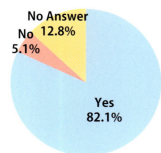

「年間のインプラント埋入本数51本以上」と回答した89名中、5-1 で Yes と回答した39名における 5-3 の回答

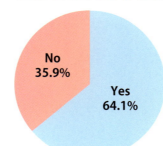

「年間のインプラント埋入本数51本以上」と回答した89名中、5-1 で Yes と回答した39名における 5-4 の回答

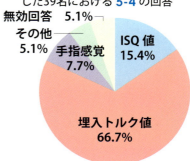

インプラントロジスト248名に訊きました
―このケースではどのような方法を用いますか？―

アンケート6
即時埋入について

6-1
即時埋入を
臨床に取り入れていますか？

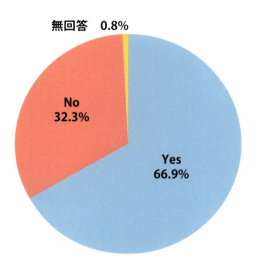

6-2
即時埋入を行っている先生に聞きます。
審美部位において抜歯即時埋入を
ファーストチョイスとしていますか？
（6-1 で Yes と回答した166名の回答）

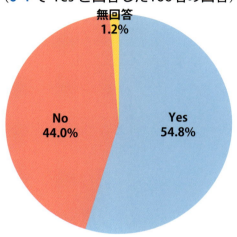

即時に決めてはいけない、抜歯後即時埋入

6-1 では、回答者全体の66.9％、専門医の78.6％が抜歯後即時埋入を取り入れてるという結果となりました。抜歯後即時埋入はすでに特別な治療方法ではなく、ひとつの治療オプションとして受容されていると感じる結果です。しかし 6-2 では、抜歯後即時埋入が多く選択されることが予測される審美部位で抜歯後即時埋入をファーストチョイスとしている回答者の割合は、抜歯後即時埋入を行っている回答者のうち54.8％（91/166名）、専門医においては48.1％（39/81名）という結果となりました。論文では抜歯後即時埋入はテクニカルセンシティブであり症例選択が重要であることが結論づけられましたが、慎重に治療選択をしていることが、結果として示されたように思えます。
　審美部位は、特に患者の期待値が高く、満足度を得るためには確実な成功を収める必要があります。そのためには、安易に抜歯後即時埋入を即時決定するのではなく、現在のコンセンサスを十分に理解したうえで、慎重に症例選択をすることが大きな成功の鍵であると考えられます。

「日本口腔インプラント学会専門医」と
回答した103名における
6-1 の回答

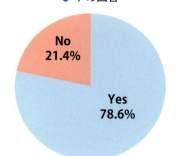

「年間のインプラント埋入本数51本以上」
と回答した89名における 6-1 の回答

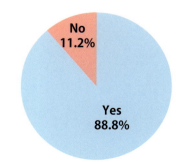

6-3
即時埋入を行っている先生に聞きます。
即時埋入と同時に骨補填材（自家骨含む）を
使用しますか？
（6-1 で Yes と回答した166名の回答）

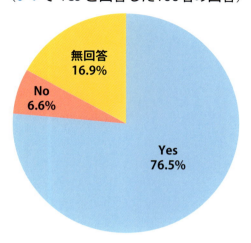

6-4
即時埋入を行っている先生に聞きます。
初期固定が十分得られなくても
即時埋入しますか？
（6-1 で Yes と回答した166名の回答）

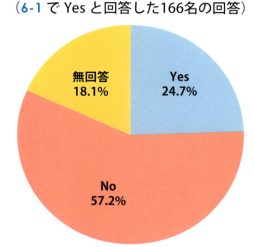

「日本口腔インプラント学会専門医」と
回答した103名中、6-1 で Yes と
回答した81名における 6-2 の回答

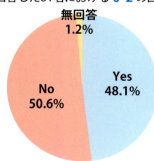

「日本口腔インプラント学会専門医」と
回答した103名中、6-1 で Yes と
回答した81名における 6-3 の回答

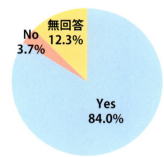

「日本口腔インプラント学会専門医」と
回答した103名中、6-1 で Yes と
回答した81名における 6-4 の回答

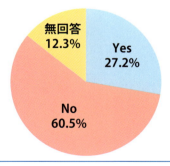

「年間のインプラント埋入本数51本以上」
と回答した89名中、6-1 で Yes と回答
した79名における 6-2 の回答

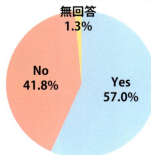

「年間のインプラント埋入本数51本以上」
と回答した89名中、6-1 で Yes と回答
した79名における 6-3 の回答

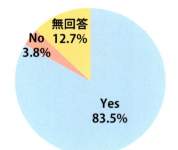

「年間のインプラント埋入本数51本以上」
と回答した89名中、6-1 で Yes と回答
した79名における 6-4 の回答

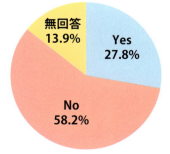

インプラントロジスト248名に訊きました
―このケースではどのような方法を用いますか?―

アンケート 7
インプラントオーバーデンチャー（IOD）について

7-1
インプラントオーバーデンチャー（IOD）を手がけたことがありますか？

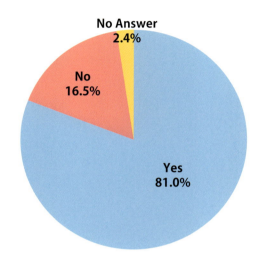

7-2
IOD を手がけたことのある先生に聞きます。アタッチメントは主に何を使用していますか？
（7-1 で Yes と回答した201名の回答）

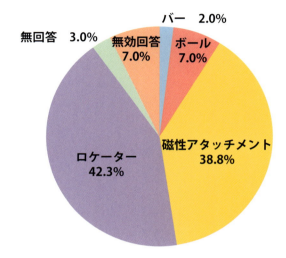

超高齢社会を迎え、今後の IOD 普及が期待される

日本ではまだまだ IOD の普及率は低いといわれており、IOD を手がけていない回答者も見受けられたものの、7-3 の結果より、IOD の患者満足度は高いと感じている回答者が78.2％おり、IOD の有用性がうかがえます。

主にどのアタッチメントを使用しているかという 7-2 の問いに対しては、全体においても専門医においてもマグネットとロケーターで80％以上を占めました。これに対して、古くから使われているバーについては数％しかいないという結果となっています。ボールについても 4～7％です。

IOD は固定性補綴よりトラブルが多いといわれていますが、7-4 ではトラブルが多いと感じている回答者は20％前後しかいませんでした。これはクリップの緩みなど臨床的にはさほど問題とならないことも統計に入れているためで、固定性より IOD の方がトラブルが多いという見解は考え直す必要があるといえるでしょう。超高齢社会を迎え、今後の IOD の普及が期待されます。

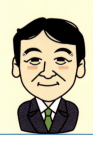

「日本口腔インプラント学会専門医」と回答した103名における 7-1 の回答

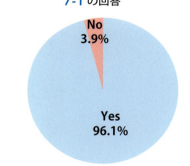

「年間のインプラント埋入本数51本以上」と回答した89名における 7-1 の回答

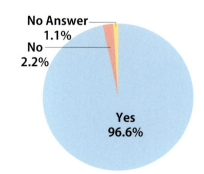

アンケート7 | インプラントオーバーデンチャー(IOD)について 7

7-3
IODを手がけたことのある先生に聞きます。
IOD治療による患者満足は高いと感じますか？
（7-1でYesと回答した201名の回答）

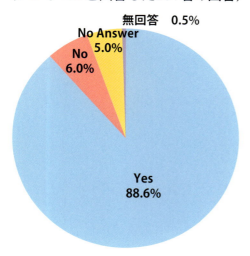

7-4
IODを手がけたことのある先生に聞きます。
IODは固定性インプラント補綴に比べて
トラブルが多いと感じますか？
（7-1でYesと回答した201名の回答）

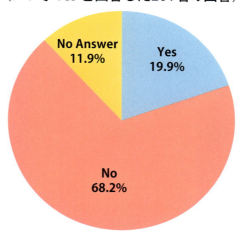

「日本口腔インプラント学会専門医」と回答した103名中、7-1でYesと回答した99名における7-2の回答

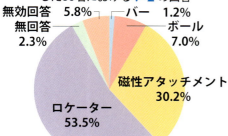

「日本口腔インプラント学会専門医」と回答した103名中、7-1でYesと回答した99名における7-3の回答

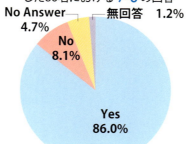

「日本口腔インプラント学会専門医」と回答した103名中、7-1でYesと回答した99名における7-4の回答

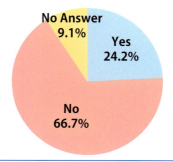

「年間のインプラント埋入本数51本以上」と回答した89名中、7-1でYesと回答した86名における7-2の回答

「年間のインプラント埋入本数51本以上」と回答した89名中、7-1でYesと回答した86名における7-3の回答

「年間のインプラント埋入本数51本以上」と回答した89名中、7-1でYesと回答した86名における7-4の回答

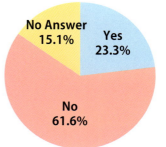

インプラントロジスト248名に訊きました
―このケースではどのような方法を用いますか？―

アンケート8
軟組織について

8-1
歯肉の厚みを獲得するために
インプラント埋入時に結合組織移植術（CTG）を
併用していますか？

- 無回答 0.4%
- No Answer 6.9%
- Yes 36.7%
- No 56.0%

8-2
2回法のインプラントにCTGを併用する場合、
埋入と同時に移植することが多いですか？

- 無回答 3.2%
- Yes 14.9%
- No Answer 26.6%
- No 55.2%

軟組織を"移植"する人は"異色"？

　前歯部にインプラントを埋入するケースでは、硬組織や軟組織が不足することがほとんどです。硬組織不足に対しては骨造成を行うことは当然ですが、歯肉の厚みに対しても成功率、生存率、歯肉退縮などを加味した、長期的に安定したインプラント周囲のマネージメントが重要であると考えられます。
　そこでインプラント周囲のBio-typeを改善するために結合組織移植（CTG）を行うことは非常に有用と考えます。本アンケートにおける回答者のうち、専門医の約半数はCTGを行っているという結果がでているものの、CTGを行うタイミングについてはバラつきがあります。抜歯後即時埋入や1回法、2回法により移植するタイミングはそれぞれ違いがあるが、**8-4**より、硬組織・軟組織ともに不足している2回法の場合、同時に造成する割合は16.1%となっています。
　海外の文献は欧米人などのコーカソイドによるデータがほとんどなので、われわれアジア人のようなモンゴロイドのthin-scallop bio-typeに対して埋入と同時の移植は、感染や成功率を考慮すると二次手術時に行うことが確実であると考えられています。

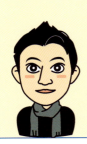

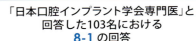
「日本口腔インプラント学会専門医」と
回答した103名における
8-1の回答

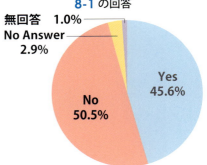
- 無回答 1.0%
- No Answer 2.9%
- Yes 45.6%
- No 50.5%

「年間のインプラント埋入本数51本以上」
と回答した89名における**8-1**の回答

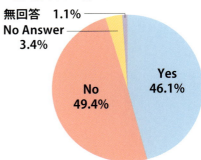
- 無回答 1.1%
- No Answer 3.4%
- Yes 46.1%
- No 49.4%

144

アンケート 8 │ 軟組織について　8

8-3
前歯部インプラント時にCTGを併用する場合、結合組織の採取部位は上顎結節より口蓋が多いですか？

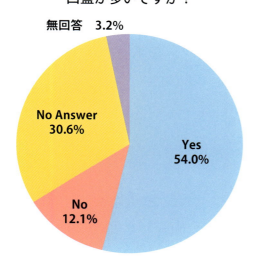

- 無回答 3.2%
- No Answer 30.6%
- No 12.1%
- Yes 54.0%

8-4
軟組織、硬組織ともに不足している場合、軟組織、硬組織を同時に造成することが多いですか？

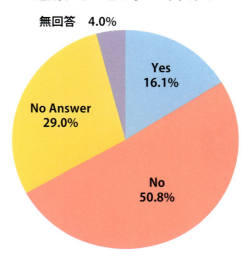

- 無回答 4.0%
- No Answer 29.0%
- No 50.8%
- Yes 16.1%

「日本口腔インプラント学会専門医」と回答した103名における 8-2 の回答

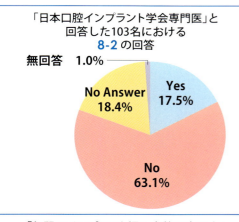

- 無回答 1.0%
- No Answer 18.4%
- Yes 17.5%
- No 63.1%

「日本口腔インプラント学会専門医」と回答した103名における 8-3 の回答

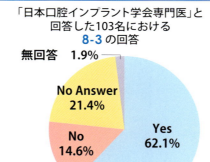

- 無回答 1.9%
- No Answer 21.4%
- No 14.6%
- Yes 62.1%

「日本口腔インプラント学会専門医」と回答した103名における 8-4 の回答

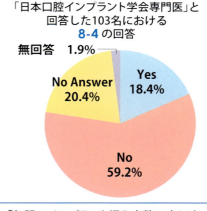

- 無回答 1.9%
- No Answer 20.4%
- Yes 18.4%
- No 59.2%

「年間のインプラント埋入本数51本以上」と回答した89名における 8-2 の回答

- No Answer 18.0%
- Yes 23.6%
- No 58.4%

「年間のインプラント埋入本数51本以上」と回答した89名における 8-3 の回答

- No Answer 20.2%
- No 9.0%
- Yes 70.8%

「年間のインプラント埋入本数51本以上」と回答した89名における 8-4 の回答

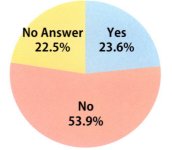

- No Answer 22.5%
- Yes 23.6%
- No 53.9%

145

インプラントロジスト248名に訊きました
―このケースではどのような方法を用いますか？―

アンケート 9
プロービングについて

9-1
インプラント周囲疾患の診査・診断のため、インプラント周囲のプロービングを行っていますか？

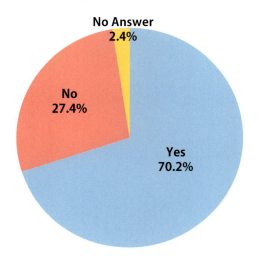

9-2
プロービングによって軟組織の退縮が生じたことがありますか？

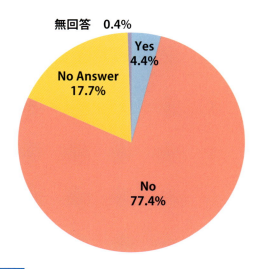

メインテナンスの"真価"が問われるPDの"深化"

インプラント周囲のプロービングは、公社）日本口腔インプラント学会および特非）日本歯周病学会共同ポジションペーパーにも示されているように、重要な診査項目のひとつとされています。そのため多くの臨床医がプロービングを行っていますが、**9-1**より、回答者のうち27.4％の臨床医は行っていないということが明らかとなりました。さらに内訳をみると、専門医以外の約75％が行っているのに対し、専門医は66.0％と低い割合です。経験値の浅い回答者ほどより慎重な診査をしている、あるいは専門医はプロービングによる為害性をより重視する傾向にあると推察されます。

9-4から見られるプラスチック製プローブ使用の有無に関しても、専門医は約半数の46.6％が使用するのに対し、専門医以外では63％と高い使用割合です。プラスチック製プローブに為害性があるわけではありませんが、使用を推奨するエビデンスが存在せず、専門医がより汎用性を重視するのに対し、それ以外の歯科医師はより慎重である傾向が示されました。

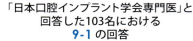
「日本口腔インプラント学会専門医」と回答した103名における **9-1** の回答

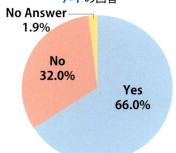

「年間のインプラント埋入本数51本以上」と回答した89名における **9-1** の回答

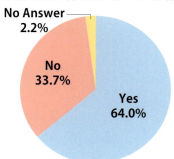

アンケート9｜プロービングについて 9

9-3
メインテナンスの際に
上部構造を外しますか？

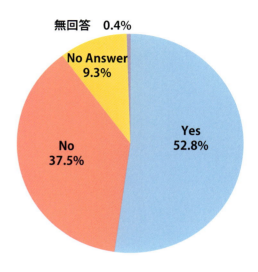

9-4
プラスチック製のプローブのみを
用いますか？

「日本口腔インプラント学会専門医」と回答した103名における **9-2** の回答

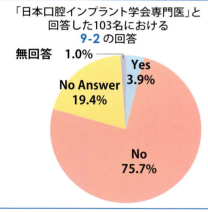

「日本口腔インプラント学会専門医」と回答した103名における **9-3** の回答

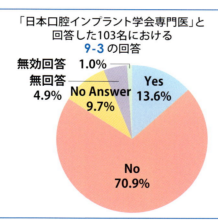

「日本口腔インプラント学会専門医」と回答した103名における **9-4** の回答

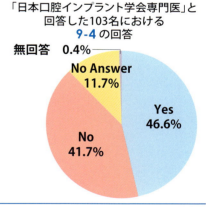

「年間のインプラント埋入本数51本以上」と回答した89名における **9-2** の回答

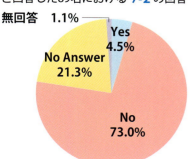

「年間のインプラント埋入本数51本以上」と回答した89名における **9-3** の回答

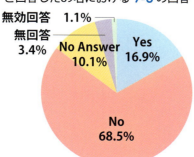

「年間のインプラント埋入本数51本以上」と回答した89名における **9-4** の回答

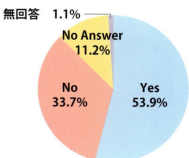

インプラントロジスト248名に訊きました
―このケースではどのような方法を用いますか？―

アンケート10
リッジプリザベーションについて

10-1
リッジプリザベーションはやる意味があると思いますか？

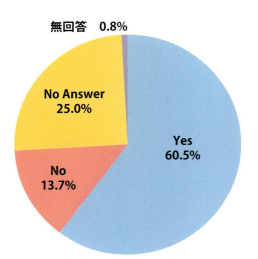

10-2
リッジプリザベーションを行っている先生に聞きます。リッジプリザベーション後の待時期間は以下のどちらですか？

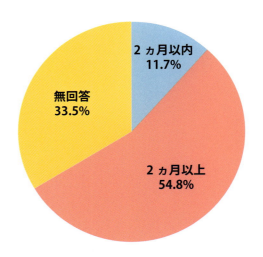

リッジプリザベーションやる？やらない？

10-1 より、多くの回答者がリッジプリザベーションの効果を認めていることがわかります。しかしながら 10-3 より、常にリッジプリザベーションを行っている回答者は32.3％しかいませんでした。これは「多少の頬舌的骨吸収があっても臨床的には問題ない」としているためか、「リッジプリザベーションを行っても効果的に抜歯窩内の骨再生が認められない」ためなのか、それ以外の考えによるものかの判断まではできません。
回答者のうち、専門医や多くのインプラントを埋入している術者を対象とした結果では、さらにリッジプリザベーションを行っておらず、インプラント埋入時での骨造成などを考慮したためではないかと推測されます。
10-2 から、リッジプリザベーション後の待時期間を2ヵ月以内とした回答者はあくまでリッジプリザベーションを抜歯窩の保護と捉えており、2ヵ月以上の臨床家は抜歯窩内の骨再生を期待しているのではないかと思われます。
また、10-4 では非常にばらつきのある大変興味深い結果が得られました。これは待時期間やリッジプリザベーションの方法にも関係があるかもしれません。

「日本口腔インプラント学会専門医」と回答した103名における 10-1 の回答

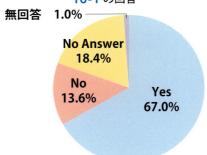

「年間のインプラント埋入本数51本以上」と回答した89名における 10-1 の回答

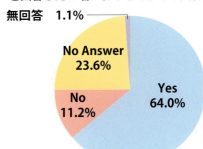

アンケート 10 | リッジプリザベーションについて

10-3
インプラント治療を前提とした抜歯に際し、ほぼリッジプリザベーションを行いますか？

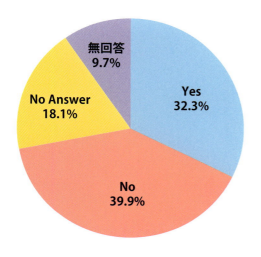

10-4
リッジプリザベーションの際骨移植を併用している先生に聞きます。移植した骨補填材は、埋入時にはほぼ骨様組織になっていますか？

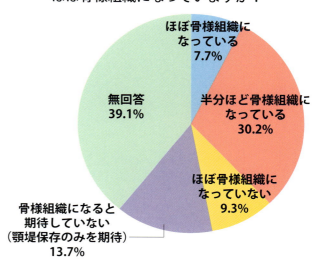

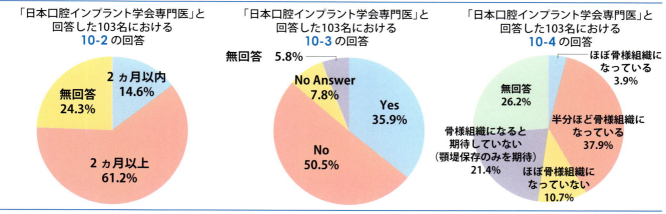

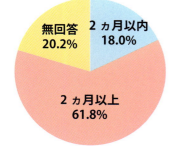

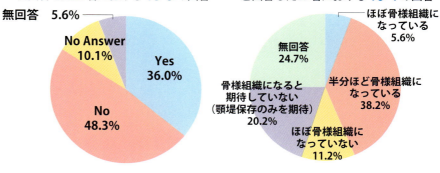

インプラントロジスト248名に訊きました
―このケースではどのような方法を用いますか？―

アンケート11
サイナスフロアエレベーションについて

11-1
サイナスフロアエレベーションを臨床に取り入れていますか？

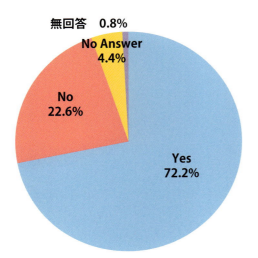

11-2
日常的に5mm以上上顎洞底を挙上していますか？

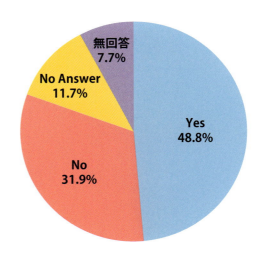

> 1〜2mmでもクレスタルでやってクレ！

　また5mm以上の挙上を行うには、ラテラルアプローチや難易度の高いクレスタルアプローチが必要になり、まさに上級テクニックを要します。**11-2**を見ると有効回答者のうち57.3%（101/176名）がそのテクニックを有しており、これも一般臨床家においてはもっと低い値となると考えられます。

　11-3では大変興味深い結果が得られた。クレスタルアプローチでは既存骨が少なければ少ないほど難易度が増すが、既存骨1〜2mmでも有効回答者の15.3%（27/176名）がクレスタルアプローチを選択していました。本アンケート調査は一定のスキルを持つスタディグループにおけるアンケートであり、一般的にはもっと少ないということも考えられます。

　サイナスフロアエレベーション時に非吸収性骨補填材料を使用すると、骨補填材料が上顎洞内に流出した場合、感染源になる恐れがあるという考えと、非吸収性はそのボリュームを維持しやすいのではないかという考えもあります。**11-4**ではおおよそ半々に意見が分かれました。

「日本口腔インプラント学会専門医」と回答した103名における **11-1** の回答

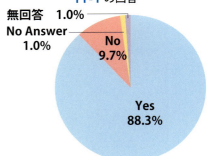

「年間のインプラント埋入本数51本以上」と回答した89名における **11-1** の回答

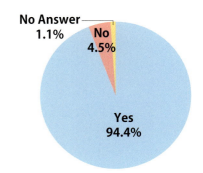

11-3
クレスタルアプローチを行っている先生に聞きます。どれだけ既存骨があればラテラルアプローチでなくクレスタルアプローチを用いますか？

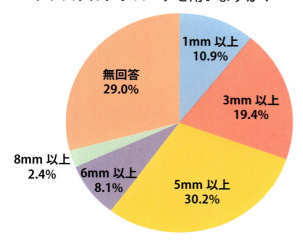

11-4
サイナスフロアエレベーションを行っている先生に聞きます。サイナスフロアエレベーション時、非吸収性の骨補填材を使用しますか？
（11-1 で Yes と回答した179名の回答）

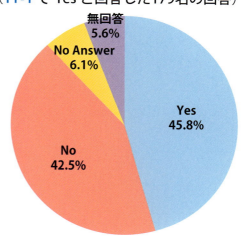

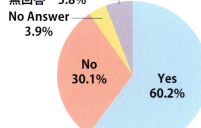

「日本口腔インプラント学会専門医」と回答した103名における 11-2 の回答

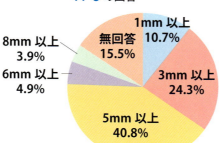

「日本口腔インプラント学会専門医」と回答した103名における 11-3 の回答

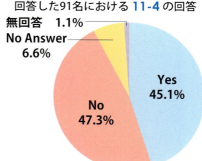

「日本口腔インプラント学会専門医」と回答した103名中、11-1 で Yes と回答した91名における 11-4 の回答

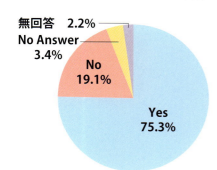

「年間のインプラント埋入本数51本以上」と回答した89名における 11-2 の回答

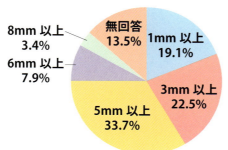

「年間のインプラント埋入本数51本以上」と回答した89名における 11-3 の回答

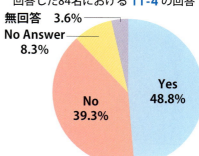

「年間のインプラント埋入本数51本以上」と回答した89名中、11-1 で Yes と回答した84名における 11-4 の回答

インプラントロジスト248名に訊きました
―このケースではどのような方法を用いますか？―

アンケート12
糖尿病について

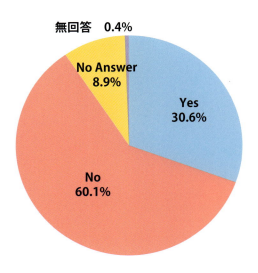

12-1
糖尿病はオッセオインテグレーションに影響すると思いますか？

- 無回答 0.8%
- No Answer 18.1%
- No 12.1%
- Yes 69.0%

12-2
HBA1c7.0以上の患者にインプラント治療をすることがありますか？

- 無回答 0.4%
- No Answer 8.9%
- Yes 30.6%
- No 60.1%

すべてのステージで感染予防が大事

　糖尿病学会では合併症予防のための血糖値として HbA1c7.0未満を推奨しています。
　この認識は 12-2 で60.1%がインプラント治療をしないとしていることからわかります。一方、インプラント治療の習熟度が高い専門医では53.4%と減少しています。これは治療頻度が増すことによって、患者のQOLを優先して施術しなければならない場合が出てくるためであると推察されます。術前の感染予防は 12-3 の抗菌剤使用が80%以上であることより伺えます。
　感染を予防すれば糖尿病がオッセオインテグレーションには影響しないとする論文が多いものの、感染への不安があるためか、12-1 によれば影響があるとした回答が69.0%と高い。また、12-4 では糖尿病と歯周病が相互関連していることから、インプラント治療後のインプラント周囲炎に対する警戒感が72.6%と高く、糖尿病患者へのメインテナンスの重要度が認識が示されました。

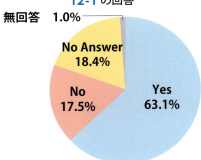

「日本口腔インプラント学会専門医」と回答した103名における 12-1 の回答

- 無回答 1.0%
- No Answer 18.4%
- No 17.5%
- Yes 63.1%

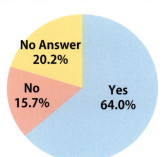

「年間のインプラント埋入本数51本以上」と回答した89名における 12-1 の回答

- No Answer 20.2%
- No 15.7%
- Yes 64.0%

アンケート 12 | 糖尿病について

12-3
糖尿病患者において、インプラント治療術前に感染予防として抗生物質の投薬をしますか？

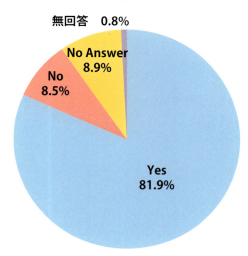

12-4
糖尿病患者はインプラント周囲炎になりやすいと思いますか？

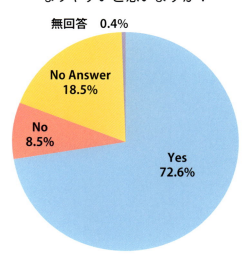

「日本口腔インプラント学会専門医」と回答した103名における 12-2 の回答

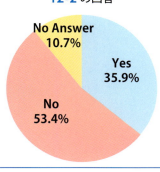

「日本口腔インプラント学会専門医」と回答した103名における 12-3 の回答

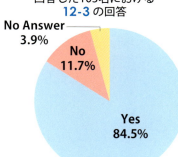

「日本口腔インプラント学会専門医」と回答した103名における 12-4 の回答

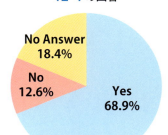

「年間のインプラント埋入本数51本以上」と回答した89名における 12-2 の回答

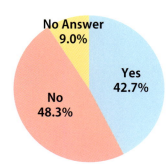

「年間のインプラント埋入本数51本以上」と回答した89名における 12-3 の回答

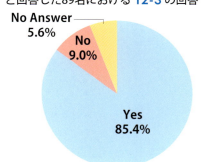

「年間のインプラント埋入本数51本以上」と回答した89名における 12-4 の回答

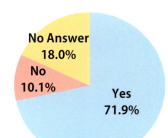

インプラントロジスト248名に訊きました
―このケースではどのような方法を用いますか？―

アンケート 13

咬合について

13-1
インプラントの咬合は特別と考えますか？

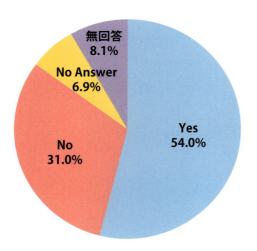

13-2
臼歯部インプラントの咬合接触はどのようにしていますか？

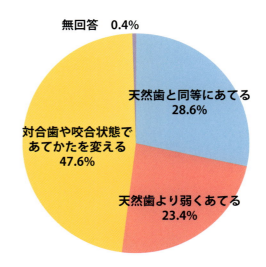

インプラントが強いか弱いか、それが問題だ

　インプラントの解剖学的構造は天然歯と異なり、インプラントを有する口腔での咬合状態も天然歯列の咬合状態と異なります。しかし、そこに付与する咬合様式にはさまざまな見解が存在します。
　13-1 より、インプラントの咬合を特別とは考えないとの回答は31.0％でしたが、**13-2** では臼歯部インプラントでの咬合接触を天然歯と同様に調整するとの回答も30％前後であり、文字通りの実践が行われていると考えられます。しかし、対合歯、顎運動、咬合力等に応じて調整法を変えるとの回答が半数近くであり、臨床におけるアプローチの多様性が示されています。
　臼歯部インプラントの滑走運動は側方ガイドからはずすという回答が4分の3を占めており、Implant-protected occlusion の考えと合致します。しかし、これは天然歯での咬合付与と相反するものではないでしょう。
　犬歯単独インプラントでミューチュアリープロテクテッドオクルージョンを付与するとの回答が20％以上あり、インプラントへの信頼の高まりが示唆されます。

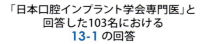
「日本口腔インプラント学会専門医」と回答した103名における **13-1** の回答

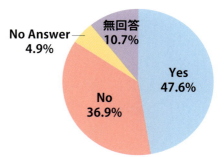

「年間のインプラント埋入本数51本以上」と回答した89名における **13-1** の回答

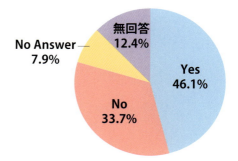

13-3
臼歯部インプラントは側方ガイドからはずしますか？

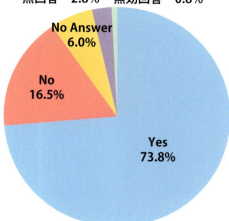

13-4
犬歯単独インプラントのガイドはどのようにしていますか？

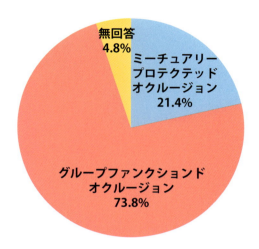

「日本口腔インプラント学会専門医」と回答した103名における **13-2 の回答**

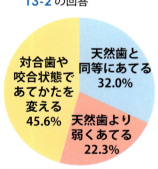

「日本口腔インプラント学会専門医」と回答した103名における **13-3 の回答**

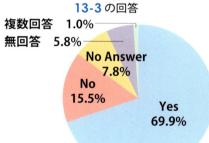

「日本口腔インプラント学会専門医」と回答した103名における **13-4 の回答**

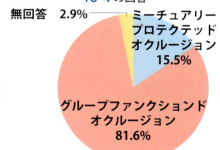

「年間のインプラント埋入本数51本以上」と回答した89名における **13-2 の回答**

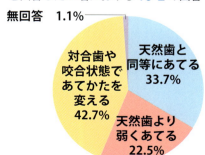

「年間のインプラント埋入本数51本以上」と回答した89名における **13-3 の回答**

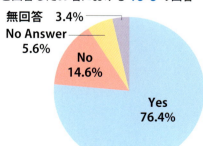

「年間のインプラント埋入本数51本以上」と回答した89名における **13-4 の回答**

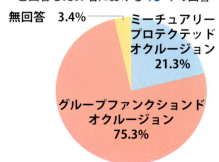

インプラントロジスト248名に訊きました
―このケースではどのような方法を用いますか？―

アンケート14

骨粗鬆症について

14-1
医師からビスフォスフォネート（BP）製剤の副作用について、患者に十分な説明がされていると思いますか？

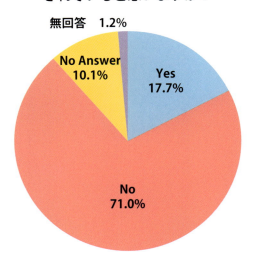

14-2
3年以上BP製剤を服用している患者にインプラント治療を行う場合、術前に服薬を中止させますか？

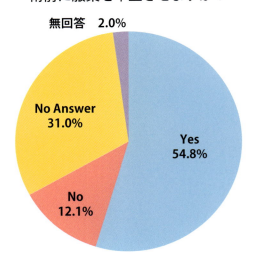

投薬の状況を正しく把握！
BP製剤はビッグ（B）プロブレム（P）！

　BP製剤等の治療を受けている患者に、頻度は少ないものの難治性の顎骨壊死（ARONJ）が発症することがわかっています。口腔内という感染しやすい環境下にあることが関連しているといわれていますが、ARONJは発症してしまうと難治性のため、該当疾患主治医と密接に連絡を取り、歯科的QOLの緊急性と当該疾患の状況を把握し、休薬等を決定することについては構造化抄録2（P.89）でも提唱しているとおりです。
　14-2では半数以上の回答者が休薬を実施し、専門医また埋入数の多いグループではその傾向が強く、これはARONJに対する警戒感の現れと解釈できるでしょう。
　リスク因子はわかってきたが原因の解明していないBP製剤服用患者に対しては、開始前の埋入で十分な口腔管理が行われていればインプラントはARONJ発症リスクになりにくいものの、BP治療中、治療後はリスク因子となり得ます。そのため医科・歯科間で密接な連携を取った上でインプラント治療の可否を決定するべきと考えます。

「日本口腔インプラント学会専門医」と回答した103名における 14-1 の回答

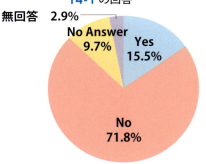

「年間のインプラント埋入本数51本以上」と回答した89名における 14-1 の回答

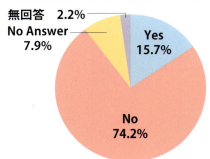

アンケート14 | 骨粗鬆症について　14

14-3
骨粗鬆症患者は
オッセオインテグレーションを
獲得しづらいと思いますか？

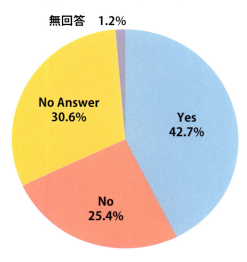

14-4
骨粗鬆症患者は
インプラント周囲炎になりやすいと
思いますか？

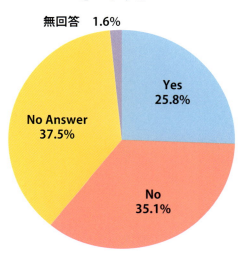

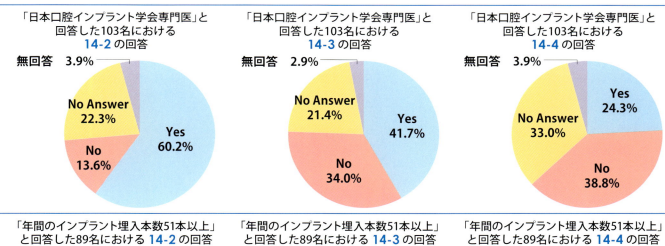

「日本口腔インプラント学会専門医」と回答した103名における 14-2 の回答

「日本口腔インプラント学会専門医」と回答した103名における 14-3 の回答

「日本口腔インプラント学会専門医」と回答した103名における 14-4 の回答

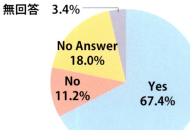

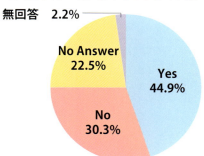

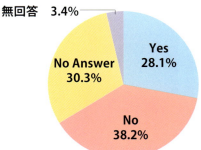

「年間のインプラント埋入本数51本以上」と回答した89名における 14-2 の回答

「年間のインプラント埋入本数51本以上」と回答した89名における 14-3 の回答

「年間のインプラント埋入本数51本以上」と回答した89名における 14-4 の回答

インプラントロジスト248名に訊きました
―このケースではどのような方法を用いますか？―

アンケート15
スクリュー着脱について

15-1
スクリューの着脱で
硬組織の吸収は起こると考えますか？

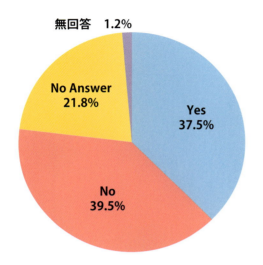

15-2
ヒーリングアバットメントの着脱回数を
最小限にすることを意識していますか？

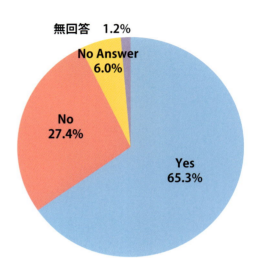

アバットメント、何回抜いても問題ない？

　着脱回数が多いほど、インプラント周囲組織へのストレスがかかり、軟組織の退縮、硬組織の吸収が起きやすく、少ないほど周囲粘膜に長期的安定をもたらせると文献でも示唆されています。

　今回、着脱回数を少なくするためにプロビジョナルレストレーション製作時に使用するアバットメントをファイナルでも使用するかというアンケートを行いました。プロビジョナル時にファイナル用のアバットメントを使用することにより、歯肉退縮、ボーンロスの予防に繋がることが考えられます。その反面、印象レベルがインプラントレベルではなくアバットメントレベルになるため、印象精度低下や、スカルプティングにより周囲粘膜の形態付与を作成できないデメリットもあり、非常に難しい選択となります。

　文献ではアバットメントを分けているケースが多数と考察されており、本アンケートでもこのような使用をしている専門医は約30％程でした。前歯部においては反対側同名歯と歯肉レベル、歯冠形態が対照になることが望ましく、そのためにはインプラント周囲粘膜の保全は非常に重要なファクターと考えられます。

「日本口腔インプラント学会専門医」と
回答した103名における
15-1 の回答

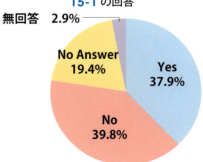

「年間のインプラント埋入本数51本以上」
と回答した89名における **15-1** の回答

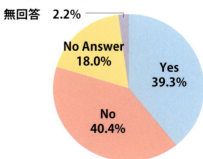

15-3
プロビジョナルレストレーションを製作する際、ファイナル用のアバットメントを使用していますか？

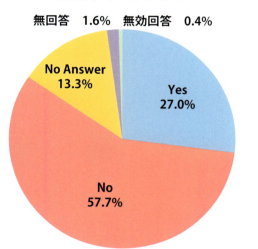

15-4
インプラント埋入は可能な限り2回法より1回法を選択しますか？（歯肉の退縮を防ぐため）

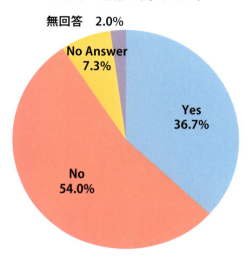

「日本口腔インプラント学会専門医」と回答した103名における **15-2 の回答**

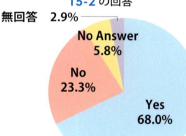

「日本口腔インプラント学会専門医」と回答した103名における **15-3 の回答**

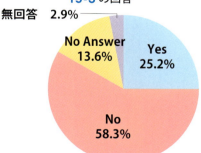

「日本口腔インプラント学会専門医」と回答した103名における **15-4 の回答**

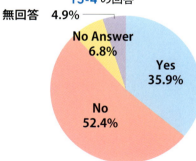

「年間のインプラント埋入本数51本以上」と回答した89名における **15-2 の回答**

「年間のインプラント埋入本数51本以上」と回答した89名における **15-3 の回答**

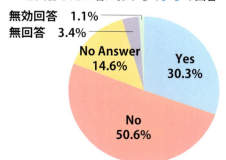

「年間のインプラント埋入本数51本以上」と回答した89名における **15-4 の回答**

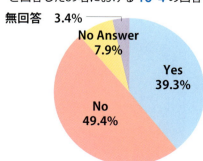

インプラントロジスト248名に訊きました
―このケースではどのような方法を用いますか？―

アンケート16

インプラント／アバットメントジョイントについて

16-1
インプラント／アバットメントジョイントの違いで感染リスクは変わると思いますか？

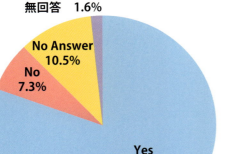

16-2
主に使用するインプラントのインプラント／アバットメントジョイント様式は以下のいずれですか？

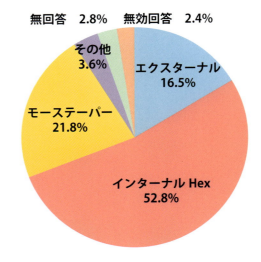

色々な形のインプラントとアバットメントのジョイント！

主に使用しているインプラント／アバットメントジョイント（以下、IAJ）様式を問う **16-2** に対して、52.8％の回答者がインターナル HEX を使用しているという結果になりました。テーパージョイントが新製品として多く発売されていることを踏まえると、現在半数以上を占めているインターナル HEX からテーパージョイントに覇権が移行するのもそう先ではないかもしれません。それを感じさせるデータがその他の各設問です。細菌微小漏洩は *in vitro* 研究での多くでテーパージョイントの優位性を示しており、**16-1** では80.6％と多くの回答者がIAJ と感染を意識しています。また **16-4** では、バットジョイントと比較し、長期的に周囲組織安定性に寄与していると65.3％が認識しています。テーパージョイントではサイズ差はあれ、ほぼプラットフォームスイッチングしており、**16-3** で80.6％が効果的と考えていることを鑑みればテーパージョイントシステムをメインにする機運を十分示しています。しかしインプラント周囲組織の長期安定性は IAJ のみが重要ではなく、各設問で No との答えからインプラント治療すべてのステップでより精度の高い診断や術式が要求されることはいうまでもありません。

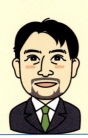

「日本口腔インプラント学会専門医」と回答した103名における **16-1** の回答

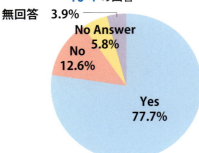

「年間のインプラント埋入本数51本以上」と回答した89名における **16-1** の回答

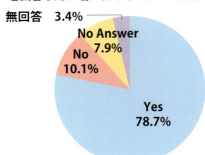

アンケート 16 ｜インプラント／アバットメントジョイントについて

16-3
プラットフォームスイッチングは周囲骨の吸収抑制に効果的と考えていますか？

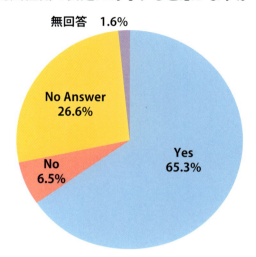

- 無回答 1.6%
- No Answer 12.9%
- No 4.8%
- Yes 80.6%

16-4
テーパージョイントはバットジョイントより長期的にみて周囲組織の安定に寄与すると思いますか？

- 無回答 1.6%
- No Answer 26.6%
- No 6.5%
- Yes 65.3%

「日本口腔インプラント学会専門医」と回答した103名における **16-2 の回答**

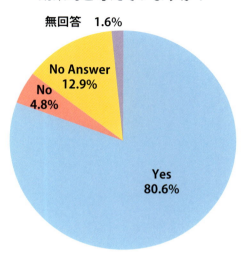

- 無効回答 2.9%
- 無回答 5.8%
- その他 4.9%
- モーステーパー 26.2%
- インターナル Hex 45.6%
- エクスターナル 14.6%

「日本口腔インプラント学会専門医」と回答した103名における **16-3 の回答**

- 無回答 3.9%
- No Answer 9.7%
- No 5.8%
- Yes 80.6%

「日本口腔インプラント学会専門医」と回答した103名における **16-4 の回答**

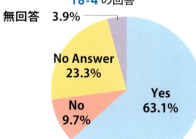

- 無回答 3.9%
- No Answer 23.3%
- No 9.7%
- Yes 63.1%

「年間のインプラント埋入本数51本以上」と回答した89名における **16-2 の回答**

- 無効回答 4.5%
- 無回答 4.5%
- その他 4.5%
- モーステーパー 27.0%
- インターナル Hex 44.9%
- エクスターナル 14.6%

「年間のインプラント埋入本数51本以上」と回答した89名における **16-3 の回答**

- 無回答 3.4%
- No Answer 7.9%
- No 3.4%
- Yes 85.4%

「年間のインプラント埋入本数51本以上」と回答した89名における **16-4 の回答**

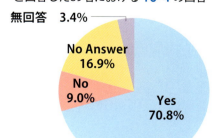

- 無回答 3.4%
- No Answer 16.9%
- No 9.0%
- Yes 70.8%

インプラントロジスト248名に訊きました
―このケースではどのような方法を用いますか?―

アンケート17
ティッシュレベルインプラントについて

17-1
ティッシュレベルインプラントを使用していますか?

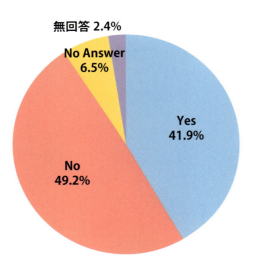

17-2
ティッシュレベルインプラントのほうがボーンレベルインプラントより良好な結果が得られると思う症例(選択)がありますか?

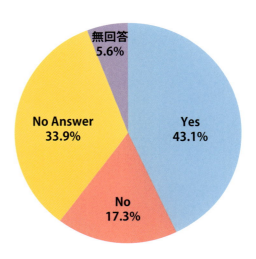

温故知新、どちらも優秀なインプラントである

17-1より、ティッシュレベルインプラント(以下、TL)を現在も使用している回答者は41.9%と思ったよりも高い割合でした。また、17-2よりTLのほうがボーンレベル(以下、BL)よりも良好な結果を得られると思う症例があるかの質問については、全体の43.1%、経験豊富な会員で47.2%そして専門医で54.4%が"ある"と回答をしています。現在は、BLが主流であるように感じますが、臨床においては17-3でも示されるように治療部位で使い分けされており、また経験が多いほうがTLの使用率が高くなる傾向が示されました。しかし、審美部位での使用においては、使用者の約20%が問題を経験しており、TLの使用は部位の選択が必要であることが示唆されました。
　TLはコンセプトを守りつつ、BLは新たなエビデンスが反映され進化を続けており、どちらが優れているというものではなく、温故知新、良さを見極めて選択をする必要があります。

「日本口腔インプラント学会専門医」と回答した103名における 17-1 の回答

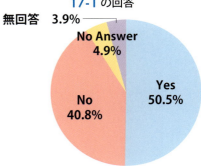

「年間のインプラント埋入本数51本以上」と回答した89名における 17-1 の回答

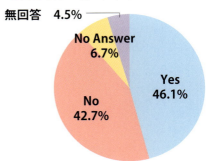

アンケート17 | ティッシュレベルインプラントについて

17-3
治療部位でインプラント体の形態を使い分けていますか？

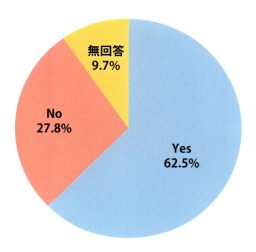

17-4
審美部位にティッシュレベルインプラントを用いて審美的な問題が起きた経験はありますか？

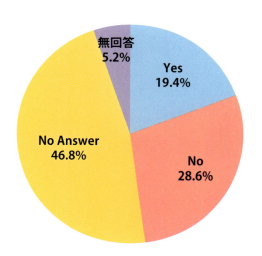

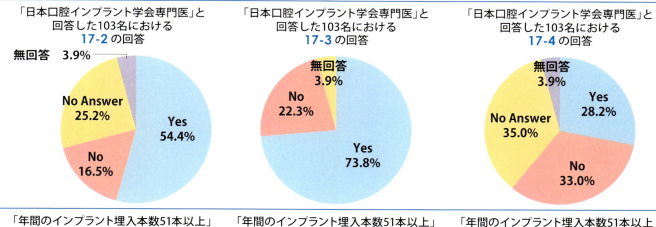

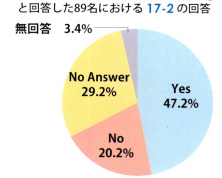

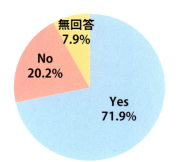

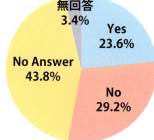

インプラントロジスト248名に訊きました
―このケースではどのような方法を用いますか？―

アンケート 18
固定様式について

18-1
セメント固定よりスクリュー固定のほうが
成績が良いと思いますか？

無回答 1.6%　無効回答 0.4%
No Answer 24.6%
No 26.2%
Yes 47.2%

18-2
単冠のインプラント上部補綴での
おもな固定様式は以下のいずれですか？

無回答 1.6%　無効回答 1.6%
その他 2.4%
セメント 35.5%
スクリュー 58.9%

スクリューは使い勝手がいいのかな？

18-2 より、通常使用は単冠でも複数歯連結でもセメント固定が約35%、スクリュー固定が約60%という結果でした。臨床的には使い慣れた方法を使用し、創意工夫し欠点を克服しているのではないかと思われます。

18-4 で残留セメントが原因と思われるインプラント周囲炎の経験者が43.5%おり、個人的には今後、補綴形態を詳しく調査してみたいと感じます。

18-1 は漠然とした設問であるものの、スクリュー固定の方が若干インプラント補綴の長期安定性を感じ使用しているようです。しかし論文ではスクリューホールの位置や封鎖処理の問題、ホール周囲のチッピングやスクリューの破折等なども散見するだけに、セメント固定かスクリュー固定かは、術者の普段使いで利点をどれだけ感じられているかによると思われます。

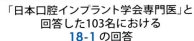
「日本口腔インプラント学会専門医」と
回答した103名における
18-1 の回答

無効回答 1.0%
無回答 3.9%
No Answer 24.3%
No 30.1%
Yes 40.8%

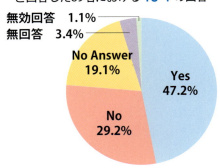
「年間のインプラント埋入本数51本以上」
と回答した89名における 18-1 の回答

無効回答 1.1%
無回答 3.4%
No Answer 19.1%
No 29.2%
Yes 47.2%

アンケート 18 | 固定様式について 18

18-3
複数歯連結のインプラント上部補綴では
おもな固定様式は以下のいずれですか？

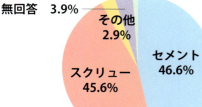

18-4
残留セメントが原因と思われる
インプラント周囲炎を
経験したことがありますか？

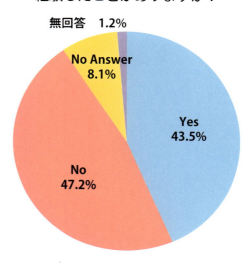

「日本口腔インプラント学会専門医」と回答した103名における 18-2 の回答

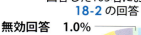

「日本口腔インプラント学会専門医」と回答した103名における 18-3 の回答

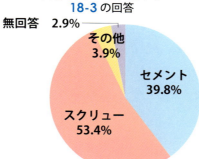

「日本口腔インプラント学会専門医」と回答した103名における 18-4 の回答

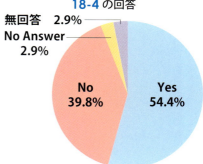

「年間のインプラント埋入本数51本以上」と回答した89名における 18-2 の回答

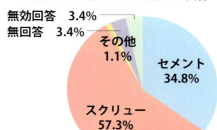

「年間のインプラント埋入本数51本以上」と回答した89名における 18-3 の回答

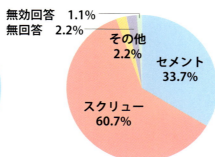

「年間のインプラント埋入本数51本以上」と回答した89名における 18-4 の回答

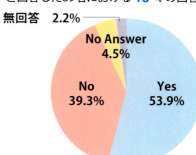

インプラントロジスト248名に訊きました
―このケースではどのような方法を用いますか？―

アンケート19

プラットフォームスイッチングについて

19-1
プラットフォームスイッチングインプラントを使用したことがありますか？

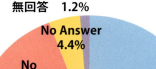

19-2
プラットフォームスイッチは辺縁歯肉や辺縁骨の高さの維持に有効と考えますか？

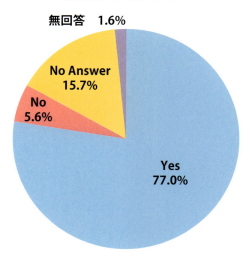

大きいインプラントと小さいアバットメントのジョイントミーティング

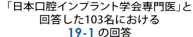
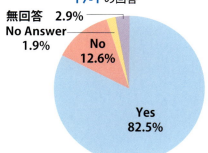

「日本口腔インプラント学会専門医」と回答した103名における 19-1 の回答

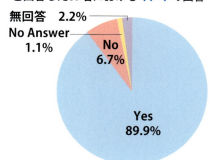

「年間のインプラント埋入本数51本以上」と回答した89名における 19-1 の回答

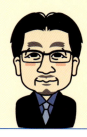

　専門医におけるプラットフォームスイッチングインプラントの使用率は82.5％であり、年間埋入本数51本以上の会員に至っては89.9％に達しています。それは、現在市販されているインプラントのほとんどが内部接合（internal connection）様式を有することが影響しているものと思われます。前者の中でプラットフォームスイッチングそのものが辺縁歯肉や辺縁骨の高さの維持に有効であると考えるものは80.6％、後者は83.1％と高率であり、インプラント治療の多い歯科医師がプラットフォームスイッチングの効果を肯定的に捉えていることがわかります。しかし、プラットフォームスイッチングがインプラント周囲炎を低下させていると考える前者は43.7％であるのに対して、後者は57.3％と半数前後がインプラント周囲炎の低減効果には否定的でした。また、プラットフォームスイッチ量が大きい方が効果が大きいことを示す研究は少なからず報告されているものの、プラットフォームスイッチ量は小さいより大きい方が有効だと考える割合は、比較的少ない結果となりました。

166

アンケート 19 | プラットフォームスイッチングについて

19-3
プラットフォームスイッチタイプの方が通常のインプラントよりもインプラント周囲炎を起こしにくいと思いますか？

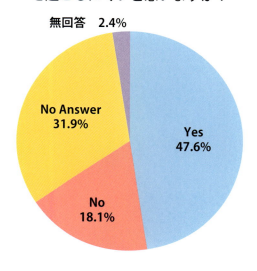

19-4
プラットフォームスイッチ量は小さいよりも大きい方が有効だと思いますか？

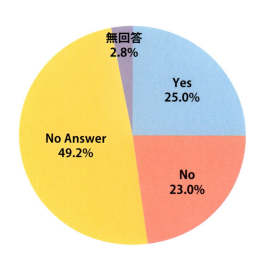

「日本口腔インプラント学会専門医」と回答した103名における **19-2 の回答**

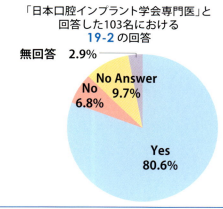

「日本口腔インプラント学会専門医」と回答した103名における **19-3 の回答**

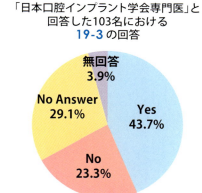

「日本口腔インプラント学会専門医」と回答した103名における **19-4 の回答**

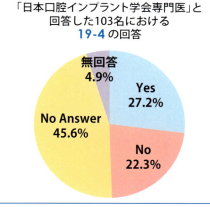

「年間のインプラント埋入本数51本以上」と回答した89名における **19-2 の回答**

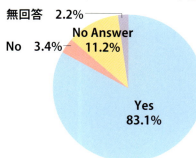

「年間のインプラント埋入本数51本以上」と回答した89名における **19-3 の回答**

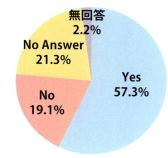

「年間のインプラント埋入本数51本以上」と回答した89名における **19-4 の回答**

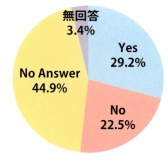

インプラントロジスト248名に訊きました
―このケースではどのような方法を用いますか？―

アンケート20
ジルコニアインプラントについて

20-1
ジルコニアインプラントを必要と感じたことがありますか？

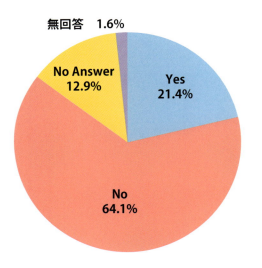

20-2
ジルコニアインプラントを用いたことがありますか？

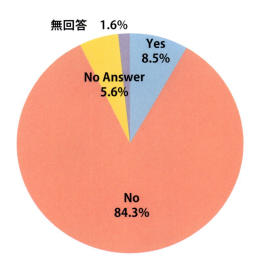

ジルコニアも良く感ジル

　補綴においてメタルフリーが広がるなか、インプラント体においても審美的な観点に加えて、特に金属アレルギー対策の点からジルコニアインプラントが注目されてきています。**20-1**より、ジルコニアインプラントの必要性を感じたことのある回答者は全体で21.4%、埋入本数が51本以上では32.6%となっており、経験が豊富になるにつれてジルコニアの必要性を感じる機会が多くなるといえます。
　実際にチタンアレルギーを疑われる症例に遭遇した回答者は全体でも12.5%であり、埋入本数が多くなると18%まで増加しています。加えて、ジルコニアがチタンと同様に予知性が高く、価格も同等であれば、積極的に使用したいと考える回答者が全体の41.5%、埋入本数の多い回答者では半数以上となっていることは興味深い結果です。まだ多くの課題が残されているジルコニアインプラントであるものの、研究によってジルコニアもチタン同様にオッセオインテグレーションすることが明らかになってきており、更なる技術革新によりジルコニアインプラントの発展が期待されます。

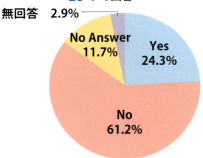

「日本口腔インプラント学会専門医」と回答した103名における**20-1**の回答

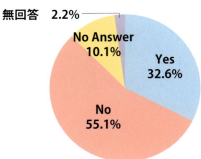

「年間のインプラント埋入本数51本以上」と回答した89名における**20-1**の回答

20-3
チタンアレルギーを疑われる症例に遭遇したことがありますか？

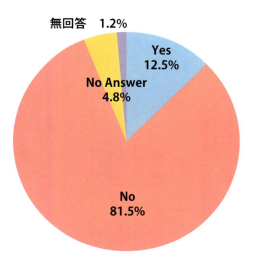

20-4
ジルコニアインプラントがチタンインプラントと同様に予知性が高く価格も同等であれば積極的に使用しますか？

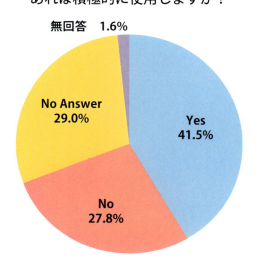

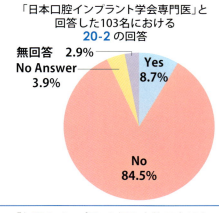

「日本口腔インプラント学会専門医」と回答した103名における **20-2 の回答**

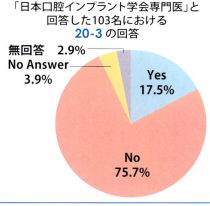

「日本口腔インプラント学会専門医」と回答した103名における **20-3 の回答**

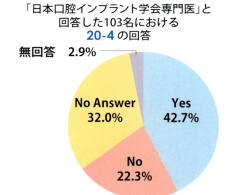

「日本口腔インプラント学会専門医」と回答した103名における **20-4 の回答**

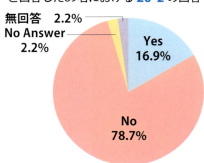

「年間のインプラント埋入本数51本以上」と回答した89名における **20-2 の回答**

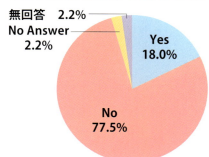

「年間のインプラント埋入本数51本以上」と回答した89名における **20-3 の回答**

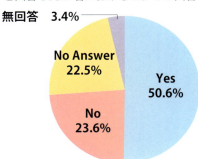

「年間のインプラント埋入本数51本以上」と回答した89名における **20-4 の回答**

アンケート回答者数一覧

※各質問項目はP130〜169を参照。
各数字は該当の属性における回答者数を示す。

1. Bio-Oss® について

	1. YES			2. No			3. No Answer			無回答			無効回答		
	全体	専門医	51本以上	全体	専門医	51本以上	全体	専門医	51本以上	全体	専門医	51本以上	全体	専門医	51本以上
1-1	80	39	35	109	45	39	56	18	15	2	1	0	1	0	0
1-2	104	46	48	71	40	32	73	17	9	0	0	0	0	0	0
1-3	140	67	59	56	25	20	51	11	10	1	0	0	0	0	0
1-4	100	48	44	88	41	34	59	14	11	1	0	0	0	0	0

2. コーンビーム CT について

	1. YES			2. No			3. No Answer			無回答			無効回答		
	全体	専門医	51本以上	全体	専門医	51本以上	全体	専門医	51本以上	全体	専門医	51本以上	全体	専門医	51本以上
2-1	185	81	75	59	20	11	4	2	3	0	0	0	0	0	0
2-2	182	80	77	57	20	10	8	3	2	1	0	0	0	0	0
2-3	149	65	62	87	35	23	11	3	4	1	0	0	0	0	0
2-4	75	27	30	155	70	53	18	6	6	0	0	0	0	0	0

3. 骨造成について

	1. YES			2. No			3. No Answer			無回答			無効回答		
	全体	専門医	51本以上	全体	専門医	51本以上	全体	専門医	51本以上	全体	専門医	51本以上	全体	専門医	51本以上
3-1	65	23	20	123	57	50	49	20	16	7	2	2	4	1	1
3-2	161	71	60	45	22	22	41	9	7	1	1	0	0	0	0

	1. 4ヵ月未満			2. 4ヵ月以上			無回答			無効回答		
	全体	専門医	51本以上	全体	専門医	51本以上	全体	専門医	51本以上	全体	専門医	51本以上
3-3	121	59	48	121	44	38	6	0	3	0	0	0

	1. YES			2. No			3. No Answer			無回答			無効回答		
	全体	専門医	51本以上	全体	専門医	51本以上	全体	専門医	51本以上	全体	専門医	51本以上	全体	専門医	51本以上
3-4	104	49	46	85	37	29	56	15	11	3	2	3	0	0	0

4. BGR について

	1. YES			2. No			3. No Answer			無回答			無効回答		
	全体	専門医	51本以上	全体	専門医	51本以上	全体	専門医	51本以上	全体	専門医	51本以上	全体	専門医	51本以上
4-1	80	40	42	142	59	44	26	4	3	0	0	0	0	0	0
4-2	88	34	36	130	63	49	30	6	4	0	0	0	0	0	0
4-3	49	22	23	164	74	60	34	6	5	1	0	1	0	0	0
4-4	163	71	65	41	22	19	44	10	5	0	0	0	0	0	0

5. 即時荷重について

5-2、5-3、5-4は5-1で "YES" と回答した58名（全体）/28名（専門医）/39名（51本以上）中の回答

	1. YES			2. No			3. No Answer			無回答			無効回答		
	全体	専門医	51本以上	全体	専門医	51本以上	全体	専門医	51本以上	全体	専門医	51本以上	全体	専門医	51本以上
5-1	58	28	39	177	75	48	13	0	2	0	0	0	0	0	0
5-2	49	23	32	2	1	2	7	4	5	0	0	0	0	0	0
5-3	31	16	25	25	12	12	2	0	0	0	0	0	0	0	0

	1. ISQ値			2. 埋入トルク値			3. CT値			4. 手指感覚			5. その他			無回答			無効回答		
	全体	専門医	51本以上	全体	専門医	51本以上	全体	専門医	51本以上	全体	専門医	51本以上	全体	専門医	51本以上	全体	専門医	51本以上	全体	専門医	51本以上
5-4	11	4	6	38	19	26	1	0	0	3	3	3	2	1	2	1	0	0	2	1	2

アンケート回答者数一覧

* 全体：回答者全体(248名)の回答者数、専門医：日本口腔インプラント学会専門医・指導医(103名)の回答者数、
51本以上：年間インプラント埋入本数51本以上(89名)の回答者数

6. 即時埋入について　6-2、6-3、6-4は6-1で"YES"と回答した166名(全体)/81名(専門医)/79名(51本以上)中の回答

	1. YES			2. No			3. No Answer			無回答			無効回答		
6-1	全体 166	専門医 81	51本以上 79	全体 80	専門医 22	51本以上 10	全体 0	専門医 0	51本以上 0	全体 2	専門医 0	51本以上 0	全体 0	専門医 0	51本以上 0
6-2	全体 91	専門医 39	51本以上 45	全体 73	専門医 41	51本以上 33	全体 0	専門医 0	51本以上 0	全体 2	専門医 1	51本以上 1	全体 0	専門医 0	51本以上 0
6-3	全体 127	専門医 68	51本以上 66	全体 11	専門医 3	51本以上 3	全体 0	専門医 0	51本以上 0	全体 28	専門医 10	51本以上 10	全体 0	専門医 0	51本以上 0
6-4	全体 41	専門医 22	51本以上 22	全体 95	専門医 49	51本以上 46	全体 0	専門医 0	51本以上 0	全体 30	専門医 10	51本以上 11	全体 0	専門医 0	51本以上 0

7. インプラントオーバーデンチャーについて　(7-2、7-3、7-4は7-1で"YES"と回答した201名(全体)/99名(専門医)/86名(51本以上)中の回答)

	1. YES			2. No			3. No Answer			無回答			無効回答		
7-1	全体 201	専門医 99	51本以上 86	全体 41	専門医 4	51本以上 2	全体 6	専門医 0	51本以上 1	全体 0	専門医 0	51本以上 0	全体 0	専門医 0	51本以上 0

	1. バー			2. ボール			3. 磁性アタッチメント			4. ロケーター			無回答			無効回答		
7-2	全体 4	専門医 3	51本以上 1	全体 14	専門医 4	51本以上 6	全体 78	専門医 47	51本以上 26	全体 85	専門医 39	51本以上 46	全体 6	専門医 1	51本以上 2	全体 14	専門医 5	51本以上 5

	1. YES			2. No			3. No Answer			無回答			無効回答		
7-3	全体 178	専門医 87	51本以上 74	全体 12	専門医 8	51本以上 7	全体 10	専門医 3	51本以上 4	全体 1	専門医 1	51本以上 1	全体 0	専門医 0	51本以上 0
7-4	全体 40	専門医 24	51本以上 20	全体 137	専門医 66	51本以上 53	全体 24	専門医 9	51本以上 13	全体 0	専門医 0	51本以上 0	全体 0	専門医 0	51本以上 0

8. 軟組織について

	1. YES			2. No			3. No Answer			無回答			無効回答		
8-1	全体 91	専門医 47	51本以上 41	全体 139	専門医 52	51本以上 44	全体 17	専門医 3	51本以上 3	全体 1	専門医 1	51本以上 1	全体 0	専門医 0	51本以上 0
8-2	全体 37	専門医 18	51本以上 21	全体 137	専門医 65	51本以上 52	全体 66	専門医 19	51本以上 16	全体 8	専門医 1	51本以上 0	全体 0	専門医 0	51本以上 0
8-3	全体 134	専門医 64	51本以上 63	全体 30	専門医 15	51本以上 8	全体 76	専門医 22	51本以上 18	全体 8	専門医 2	51本以上 0	全体 0	専門医 0	51本以上 0
8-4	全体 40	専門医 19	51本以上 21	全体 126	専門医 61	51本以上 48	全体 72	専門医 21	51本以上 20	全体 10	専門医 2	51本以上 0	全体 0	専門医 0	51本以上 0

9. プロービングについて

	1. YES			2. No			3. No Answer			無回答			無効回答		
9-1	全体 174	専門医 68	51本以上 57	全体 68	専門医 33	51本以上 30	全体 6	専門医 2	51本以上 2	全体 0	専門医 0	51本以上 0	全体 0	専門医 0	51本以上 0
9-2	全体 11	専門医 4	51本以上 4	全体 192	専門医 78	51本以上 65	全体 44	専門医 20	51本以上 19	全体 1	専門医 1	51本以上 1	全体 0	専門医 0	51本以上 0
9-3	全体 41	専門医 14	51本以上 15	全体 178	専門医 73	51本以上 61	全体 22	専門医 10	51本以上 9	全体 6	専門医 5	51本以上 3	全体 1	専門医 1	51本以上 1
9-4	全体 131	専門医 48	51本以上 48	全体 93	専門医 43	51本以上 30	全体 23	専門医 12	51本以上 10	全体 1	専門医 0	51本以上 1	全体 0	専門医 0	51本以上 0

10. リッジプリザベーションについて

	1. YES			2. No			3. No Answer			無回答			無効回答		
10-1	全体 150	専門医 69	51本以上 57	全体 34	専門医 14	51本以上 10	全体 62	専門医 19	51本以上 21	全体 2	専門医 1	51本以上 1	全体 0	専門医 0	51本以上 0

	1. 2ヵ月以内			2. 2ヵ月以上			無回答			無効回答					
10-2	全体 29	専門医 15	51本以上 16	全体 136	専門医 63	51本以上 55	全体 83	専門医 25	51本以上 18	全体 0	専門医 1	51本以上 1			

	1. YES			2. No			3. No Answer			無回答			無効回答		
10-3	全体 80	専門医 37	51本以上 32	全体 99	専門医 52	51本以上 43	全体 45	専門医 8	51本以上 9	全体 24	専門医 6	51本以上 5	全体 0	専門医 0	51本以上 0

	1. ほぼ骨様組織になっている			2. 半分ほど骨様組織になっている			3. ほぼ骨様組織になっていない			4. 骨様組織になると期待していない			無回答			無効回答		
10-4	全体 19	専門医 4	51本以上 5	全体 75	専門医 39	51本以上 34	全体 23	専門医 11	51本以上 10	全体 34	専門医 22	51本以上 18	全体 97	専門医 27	51本以上 22	全体 0	専門医 0	51本以上 0

※各質問項目はP130～169を参照。
各数字は該当の属性における回答者数を示す。

11. サイナスフロアエレベーションについて　(11-4は11-1で"YES"と回答した179名(全体)/91名(専門医)/84名(51本以上)中の回答)

11-1	1. YES				2. No				3. No Answer				無回答				無効回答			
	全体	専門医	51本以上		全体	専門医	51本以上		全体	専門医	51本以上		全体	専門医	51本以上		全体	専門医	51本以上
	179	91	84		56	10	4		11	1	1		2	1	0		0	0	0

11-2	1. YES			2. No			3. No Answer			無回答			無効回答		
	全体	専門医	51本以上	全体	専門医	51本以上	全体	専門医	51本以上	全体	専門医	51本以上	全体	専門医	51本以上
	121	62	67	79	31	17	29	4	3	19	6	2	0	0	0

11-3	1. 1mm以上			2. 3mm以上			3. 5mm以上			4. 6mm以上			5. 8mm以上			無回答			無効回答		
	全体	専門医	51本以上	全体	専門医	51本以上	全体	専門医	51本以上	全体	専門医	51本以上	全体	専門医	51本以上	全体	専門医	51本以上	全体	専門医	51本以上
	27	11	17	48	25	20	75	42	30	20	5	7	6	4	3	72	16	12	0	0	0

11-4	1. YES			2. No			3. No Answer			無回答			無効回答		
	全体	専門医	51本以上	全体	専門医	51本以上	全体	専門医	51本以上	全体	専門医	51本以上	全体	専門医	51本以上
	82	41	41	76	43	33	11	6	7	10	1	3	0	0	0

12. 糖尿病について

12-1	1. YES			2. No			3. No Answer			無回答			無効回答		
	全体	専門医	51本以上	全体	専門医	51本以上	全体	専門医	51本以上	全体	専門医	51本以上	全体	専門医	51本以上
	171	65	57	30	18	14	45	19	18	2	1	0	0	0	0

12-2	1. YES			2. No			3. No Answer			無回答			無効回答		
	全体	専門医	51本以上	全体	専門医	51本以上	全体	専門医	51本以上	全体	専門医	51本以上	全体	専門医	51本以上
	76	37	38	149	55	43	22	11	8	1	0	0	0	0	0

12-3	1. YES			2. No			3. No Answer			無回答			無効回答		
	全体	専門医	51本以上	全体	専門医	51本以上	全体	専門医	51本以上	全体	専門医	51本以上	全体	専門医	51本以上
	203	87	76	21	12	8	22	4	5	2	0	0	0	0	0

12-4	1. YES			2. No			3. No Answer			無回答			無効回答		
	全体	専門医	51本以上	全体	専門医	51本以上	全体	専門医	51本以上	全体	専門医	51本以上	全体	専門医	51本以上
	180	71	64	21	13	9	46	19	16	1	0	0	0	0	0

13. 咬合について

13-1	1. YES			2. No			3. No Answer			無回答			無効回答		
	全体	専門医	51本以上	全体	専門医	51本以上	全体	専門医	51本以上	全体	専門医	51本以上	全体	専門医	51本以上
	134	49	41	77	38	30	17	4	5	20	11	11	0	0	0

13-2	1. 天然歯と同等にあてる			2. 然歯天より弱くあてる			3. 対合歯や咬合状態であてかたを変える			無回答			無効回答		
	全体	専門医	51本以上	全体	専門医	51本以上	全体	専門医	51本以上	全体	専門医	51本以上	全体	専門医	51本以上
	71	33	30	58	23	20	118	47	38	1	0	1	0	0	0

13-3	1. YES			2. No			3. No Answer			無回答			無効回答		
	全体	専門医	51本以上	全体	専門医	51本以上	全体	専門医	51本以上	全体	専門医	51本以上	全体	専門医	51本以上
	183	72	68	41	16	13	15	8	5	7	6	3	2	1	0

13-4	1. ミーチュアリープロテクテッドオクルージョン			2. グループファンクションドオクルージョン			無回答			無効回答		
	全体	専門医	51本以上	全体	専門医	51本以上	全体	専門医	51本以上	全体	専門医	51本以上
	53	16	19	183	84	67	12	3	3	0	0	0

14. 骨粗鬆症について

14-1	1. YES			2. No			3. No Answer			無回答			無効回答		
	全体	専門医	51本以上	全体	専門医	51本以上	全体	専門医	51本以上	全体	専門医	51本以上	全体	専門医	51本以上
	44	16	14	176	74	66	25	10	7	3	3	2	0	0	0

14-2	1. YES			2. No			3. No Answer			無回答			無効回答		
	全体	専門医	51本以上	全体	専門医	51本以上	全体	専門医	51本以上	全体	専門医	51本以上	全体	専門医	51本以上
	136	62	60	30	14	10	77	23	16	5	4	3	0	0	0

14-3	1. YES			2. No			3. No Answer			無回答			無効回答		
	全体	専門医	51本以上	全体	専門医	51本以上	全体	専門医	51本以上	全体	専門医	51本以上	全体	専門医	51本以上
	106	43	40	63	35	27	76	22	20	3	3	2	0	0	0

14-4	1. YES			2. No			3. No Answer			無回答			無効回答		
	全体	専門医	51本以上	全体	専門医	51本以上	全体	専門医	51本以上	全体	専門医	51本以上	全体	専門医	51本以上
	64	25	25	87	40	34	93	34	27	4	4	3	0	0	0

15. スクリュー着脱について

15-1	1. YES			2. No			3. No Answer			無回答			無効回答		
	全体	専門医	51本以上	全体	専門医	51本以上	全体	専門医	51本以上	全体	専門医	51本以上	全体	専門医	51本以上
	93	39	35	98	41	36	54	20	16	3	3	2	0	0	0

15-2	1. YES			2. No			3. No Answer			無回答			無効回答		
	全体	専門医	51本以上	全体	専門医	51本以上	全体	専門医	51本以上	全体	専門医	51本以上	全体	専門医	51本以上
	162	70	60	68	24	21	15	6	6	3	3	2	0	0	0

15-3	1. YES			2. No			3. No Answer			無回答			無効回答		
	全体	専門医	51本以上	全体	専門医	51本以上	全体	専門医	51本以上	全体	専門医	51本以上	全体	専門医	51本以上
	67	26	27	143	60	45	33	14	13	4	3	3	1	0	1

15-4	1. YES			2. No			3. No Answer			無回答			無効回答		
	全体	専門医	51本以上	全体	専門医	51本以上	全体	専門医	51本以上	全体	専門医	51本以上	全体	専門医	51本以上
	91	37	35	134	54	44	18	7	7	5	5	3	0	0	0

アンケート回答者数一覧

*全体：回答者全体(248名)の回答者数、専門医：日本口腔インプラント学会専門医・指導医(103名)の回答者数、
51本以上：年間インプラント埋入本数51本以上(89名)の回答者数

16. インプラント／アバットメントジョイントについて

16-1	1. YES			2. No			3. No Answer			無回答			無効回答		
	全体	専門医	51本以上	全体	専門医	51本以上	全体	専門医	51本以上	全体	専門医	51本以上	全体	専門医	51本以上
	200	80	70	18	13	9	26	6	7	4	4	3	0	0	0

16-2	1. エクスターナル			2. インターナル HEX			3. モーステーパー			4. その他			無回答			無効回答		
	全体	専門医	51本以上	全体	専門医	51本以上	全体	専門医	51本以上	全体	専門医	51本以上	全体	専門医	51本以上	全体	専門医	51本以上
	41	15	13	131	47	40	54	27	24	9	5	4	7	6	4	6	3	4

16-3	1. YES			2. No			3. No Answer			無回答			無効回答		
	全体	専門医	51本以上	全体	専門医	51本以上	全体	専門医	51本以上	全体	専門医	51本以上	全体	専門医	51本以上
	200	83	76	12	6	3	32	10	7	4	4	3	0	0	0

16-4	1. YES			2. No			3. No Answer			無回答			無効回答		
	全体	専門医	51本以上	全体	専門医	51本以上	全体	専門医	51本以上	全体	専門医	51本以上	全体	専門医	51本以上
	162	65	63	16	10	8	66	24	15	4	4	3	0	0	0

17. ティッシュレベルインプラントについて

17-1	1. YES			2. No			3. No Answer			無回答			無効回答		
	全体	専門医	51本以上	全体	専門医	51本以上	全体	専門医	51本以上	全体	専門医	51本以上	全体	専門医	51本以上
	104	52	41	122	42	38	16	5	6	6	4	4	0	0	0

17-2	1. YES			2. No			3. No Answer			無回答			無効回答		
	全体	専門医	51本以上	全体	専門医	51本以上	全体	専門医	51本以上	全体	専門医	51本以上	全体	専門医	51本以上
	107	56	42	43	17	18	84	26	26	14	4	3	0	0	0

17-3	1. YES			2. No			3. No Answer			無回答			無効回答		
	全体	専門医	51本以上	全体	専門医	51本以上	全体	専門医	51本以上	全体	専門医	51本以上	全体	専門医	51本以上
	155	76	64	69	23	18	0	0	0	24	4	7	0	0	0

17-4	1. YES			2. No			3. No Answer			無回答			無効回答		
	全体	専門医	51本以上	全体	専門医	51本以上	全体	専門医	51本以上	全体	専門医	51本以上	全体	専門医	51本以上
	48	29	21	71	34	26	116	36	39	13	4	3	0	0	0

18. 固定様式について

18-1	1. YES			2. No			3. No Answer			無回答			無効回答		
	全体	専門医	51本以上	全体	専門医	51本以上	全体	専門医	51本以上	全体	専門医	51本以上	全体	専門医	51本以上
	117	42	42	65	31	26	61	25	17	4	4	3	1	1	1

18-2	1. セメント			2. スクリュー			3. その他			無回答			無効回答		
	全体	専門医	51本以上	全体	専門医	51本以上	全体	専門医	51本以上	全体	専門医	51本以上	全体	専門医	51本以上
	88	48	31	146	47	51	6	3	1	4	4	3	4	1	3

18-3	1. セメント			2. スクリュー			3. その他			無回答			無効回答		
	全体	専門医	51本以上	全体	専門医	51本以上	全体	専門医	51本以上	全体	専門医	51本以上	全体	専門医	51本以上
	89	41	30	142	55	54	11	4	2	5	3	2	1	0	1

18-4	1. YES			2. No			3. No Answer			無回答			無効回答		
	全体	専門医	51本以上	全体	専門医	51本以上	全体	専門医	51本以上	全体	専門医	51本以上	全体	専門医	51本以上
	108	56	48	117	41	35	20	4	4	3	2	2	0	0	0

19. プラットフォームスイッチングについて

19-1	1. YES			2. No			3. No Answer			無回答			無効回答		
	全体	専門医	51本以上	全体	専門医	51本以上	全体	専門医	51本以上	全体	専門医	51本以上	全体	専門医	51本以上
	196	85	80	38	13	6	11	2	1	3	3	2	0	0	0

19-2	1. YES			2. No			3. No Answer			無回答			無効回答		
	全体	専門医	51本以上	全体	専門医	51本以上	全体	専門医	51本以上	全体	専門医	51本以上	全体	専門医	51本以上
	191	83	74	14	7	3	39	10	10	4	3	2	0	0	0

19-3	1. YES			2. No			3. No Answer			無回答			無効回答		
	全体	専門医	51本以上	全体	専門医	51本以上	全体	専門医	51本以上	全体	専門医	51本以上	全体	専門医	51本以上
	118	45	51	45	24	17	79	30	19	6	4	2	0	0	0

19-4	1. YES			2. No			3. No Answer			無回答			無効回答		
	全体	専門医	51本以上	全体	専門医	51本以上	全体	専門医	51本以上	全体	専門医	51本以上	全体	専門医	51本以上
	62	28	26	57	23	20	122	47	40	7	5	3	0	0	0

20. ジルコニアインプラントについて

20-1	1. YES			2. No			3. No Answer			無回答			無効回答		
	全体	専門医	51本以上	全体	専門医	51本以上	全体	専門医	51本以上	全体	専門医	51本以上	全体	専門医	51本以上
	53	25	29	159	63	49	32	12	9	4	3	2	0	0	0

20-2	1. YES			2. No			3. No Answer			無回答			無効回答		
	全体	専門医	51本以上	全体	専門医	51本以上	全体	専門医	51本以上	全体	専門医	51本以上	全体	専門医	51本以上
	21	9	15	209	87	70	14	4	4	4	3	2	0	0	0

20-3	1. YES			2. No			3. No Answer			無回答			無効回答		
	全体	専門医	51本以上	全体	専門医	51本以上	全体	専門医	51本以上	全体	専門医	51本以上	全体	専門医	51本以上
	31	18	16	202	78	69	12	4	2	3	3	2	0	0	0

20-4	1. YES			2. No			3. No Answer			無回答			無効回答		
	全体	専門医	51本以上	全体	専門医	51本以上	全体	専門医	51本以上	全体	専門医	51本以上	全体	専門医	51本以上
	103	44	45	69	23	21	72	33	20	4	3	2	0	0	0

監著者略歴

田中 譲治
Joji Tanaka

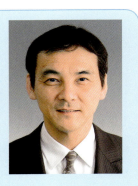

- 1986年　日本大学松戸歯学部卒業
- 1989年　千葉県柏市にて田中歯科医院開業
- 2001年　日本大学松戸歯学部解剖学Ⅱ講座にて学位取得
- 2008年　日本大学松戸歯学部臨床教授　現在に至る
- 2014年　一般社団法人日本インプラント臨床研究会 会長 施設長

現在：公益社団法人　日本口腔インプラント学会 専門医・指導医・代議員／アジア口腔インプラント学会 理事／日本歯科審美学会 理事／日本アンチエイジング歯科学会 理事／日本磁気歯科学会 理事／International Team for Implantology Fellow／北原学院歯科衛生専門学校 非常勤講師／柏歯科医師会地域保健医療委員会

岩野 義弘
Yoshihiro Iwano

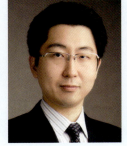

- 1999年　新潟大学歯学部卒業
- 1999年　日本大学歯学部歯周病学講座入局
- 2001年　日本大学歯学部歯周病学講座歯学部助手
- 2002年　日本大学歯学部歯周病学講座専修医
- 2012年　歯学博士号取得
- 2012年　岩野歯科クリニック開院
- 2014年　日本大学歯学部兼任講師（歯周病学講座）

現在：日本歯周病学会歯周病専門医・指導医／日本口腔インプラント学会代議員・専門医／米国歯周病学会会員／OJ 正会員／日本臨床歯周病学会認定医／日本顎咬合学会認定医／日本インプラント臨床研究会 サイエンス委員会委員長

著者略歴

芦澤　仁
Jin Ashizawa

- 2003年　日本歯科大学卒業
- 2004年　日本歯科大学付属病院臨床研修修了
- 2004年～　都内勤務医
- 2011年　錦糸町スマイル歯科クリニック開院（東京都墨田区）
- 2013年　西葛西スマイル歯科クリニック開院（東京都江戸川区）
- 2014年　ニューヨーク大学　CDE プログラム 修了

現在：日本口腔インプラント学会会員・専門医／日本顎咬合学会会員、認定医／日本臨床歯周病学会会員／日本インプラント臨床研究会／5 D FST／Dental Study Group JODS 主宰

熱田　亙
Wataru Atsuta

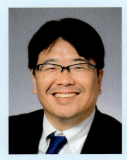

- 2000年　日本大学松戸歯学部卒業
- 2004年　日本大学大学院松戸歯学研究科（保存修復学）修了
- 2004年　歯学博士号取得
- 2006年　日本大学松戸歯学部兼任講師（保存修復学講座）
- 2012年　ブロッサムデンタルオフィス開院

現在：日本口腔インプラント学会専門医／日本歯科保存学会保存治療専門医／日本臨床歯周病学会認定医・歯周インプラント認定医／日本インプラント臨床研究会／ITI Study club 千葉北／歯考会／代生会／葛飾区歯科医師会学術委員

井汲憲治
Noriharu Ikumi

1985年　東北大学歯学部卒業
1998〜2005年　京都大学再生医科学研究所在籍
　　　　　　（シミュレーション医工学分野）
2005〜2014年　一般社団法人日本インプラント臨床研究会会長・施設長

現在：東北大学歯学部臨床教授／昭和大学歯学部兼任講師／日本口腔インプラント学会理事・専門医・指導医／日本インプラント臨床研究会名誉会長／医療法人石倉歯科医院院長／博士（歯学）

佐藤博俊
Hirotoshi Sato

1986年　日本大学松戸歯学部卒業
1986年　日本大学松戸歯学部保存学Ⅱ講座助手
1989年　コロンビア大学ポストグラデュエートコース（歯周科）
1992年〜　フリーランス歯周病専門医

現在：日本歯周病学会歯周病専門医／日本口腔インプラント学会専門医／日本インプラント臨床研究会／歯科臨床十人会会員

塩田　真
Makoto Shiota

1980年　東京医科歯科大学歯学部卒業
1984年　東京医科歯科大学大学院歯学研究科（歯科補綴学専攻）修了
1984年　歯学博士号取得
1988年　東京医科歯科大学歯学部歯科補綴学第二講座助手
1996年　文部省在外研究員ジュネーブ大学出張
1996年　東京医科歯科大学歯学部附属病院インプラント治療部助教授
2004年　東京医科歯科大学大学院インプラント・口腔再生医学分野准教授

現在：日本口腔インプラント学会専務理事・専門医・指導医／日本顎顔面インプラント学会運営審議委員・指導医／バイオインテグレーション学会理事、専門医／International Team for Implantology Study Club coordinator, Fellow／日本補綴歯科学会代議員

武田朋子
Tomoko Takeda

1981年　東京歯科大学歯学部卒業
1987年　東京都狛江市にてともこデンタルクリニック開院
1998年　東京都下北沢へ移転
2005年　ニューヨーク大学 CEC プログラム終了
2007年　ISCD (international CEREC trainer) 取得

現在：日本臨床歯周病学会専務理事・認定医／日本歯周病学会歯周病専門医／日本口腔インプラント学会会員／日本顎咬合学会会員／米国歯周病学会会員／日本インプラント臨床研究会

水口稔之
Toshiyuki Mizuguchi

1988年　日本大学松戸歯学部卒業
1992年　水口歯科クリニック開業
2001年　日本大学松戸歯学部歯学博士取得
2009年　水口インプラントセンター新宿開業

現在：歯学博士／水口インプラントセンター理事長／日本インプラント臨床研究会会員／日本口腔インプラント学会専門医／国際インプラント学会認定医／アジア口腔インプラント学会認定医／日本歯科放射線学会優良医／DentalXP エキスパートプレゼンター

若井広明
Hiroaki Wakai

1995年　奥羽大学歯学部卒業
2002年　東京都江東区に医療法人 若井歯科医院開院
2005年　日本大学松戸歯学部歯科臨床検査医学講座
2012年　歯学博士号取得
2014年　日本大学松戸歯学部兼任講師（歯科臨床検査医学講座）

現在：日本口腔インプラント学会専門医・代議員／日本ヘルスケア歯科学会オピニオンメンバー（評議員）／日本歯科人間ドック学会認定医／日本臨床歯周病学会会員／日本歯科審美学会会員／日本歯科 CADCAM 学会／OJ 正会員／日本インプラント臨床研究会学術委員長／DENTSPLY IMPLANTS Instructor

クインテッセンス出版の書籍・雑誌は、歯学書専用
通販サイト『**歯学書.COM**』にてご購入いただけます。

PC からのアクセスは…

歯学書　検索

携帯電話からのアクセスは…
QR コードからモバイルサイトへ

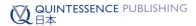

ザ・クリニカルクエスチョン
臨床家が知りたい「あの」インプラントの疑問に論文と経験で答える
インプラントロジスト248名のアンケート調査結果から見えるもの

2018年6月10日　第1版第1刷発行

編　　　集	監著：田中譲治／岩野義弘
	著者：芦澤　仁／熱田　互／井汲憲治／佐藤博俊／
	塩田　真／武田朋子／水口稔之／若井広明

発 行 人　北峯康充

発 行 所　クインテッセンス出版株式会社
　　　　　東京都文京区本郷3丁目2番6号　〒113-0033
　　　　　クイントハウスビル　電話(03)5842-2270(代表)
　　　　　　　　　　　　　　　(03)5842-2272(営業部)
　　　　　　　　　　　　　　　(03)5842-2276(編集部)
　　　　　web page address　http://www.quint-j.co.jp/

印刷・製本　株式会社創英

©2018　クインテッセンス出版株式会社　　　　　禁無断転載・複写
Printed in Japan　　　　　　　　　　　　　落丁本・乱丁本はお取り替えします
ISBN978-4-7812-0627-1　　C3047　　　　　　定価はカバーに表示してあります